名医与您谈疾病丛书

高脂血症

（第三版）

学术顾问◎钟南山　陈灏珠　郭应禄　王陇德

葛均波　张雁灵　陆林

总　主　编◎吴少祯

执行总主编◎夏术阶　李广智

主　编◎方宁远

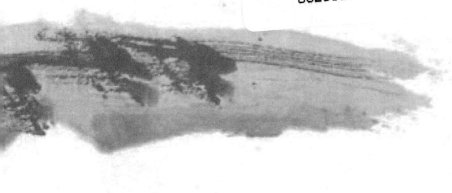

中国健康传媒集团
中国医药科技出版社

内 容 提 要

　　本书重点介绍了高脂血症的常识、病因、症状、诊断与鉴别诊断、治疗以及预防保健，通过对该疾病的系统介绍，使高脂血症的相关知识得到进一步普及，指导广大人民群众远离高脂血症，告别高脂血症。

　　本书适合临床医生、高脂血症患者和家属阅读，更可作为广大人民群众提高自我保健能力的科普读物，尤其适合于高脂血症高危人群阅读。

图书在版编目（CIP）数据

高脂血症 / 方宁远主编 . —3 版 . —北京：中国医药科技出版社，2021.1
（名医与您谈疾病丛书）
ISBN 978-7-5214-2082-1

Ⅰ.①高…　Ⅱ.①方…　Ⅲ.①高血脂病－防治－问题解答　Ⅳ.① R589.2-44

中国版本图书馆 CIP 数据核字（2020）第 199718 号

美术编辑　陈君杞
版式设计　南博文化

出版　**中国健康传媒集团** | 中国医药科技出版社
地址　北京市海淀区文慧园北路甲 22 号
邮编　100082
电话　发行：010-62227427　邮购：010-62236938
网址　www.cmstp.com
规格　710×1000mm $^1/_{16}$
印张　13 $^1/_4$
字数　188 千字
初版　2009 年 4 月第 1 版
版次　2021 年 1 月第 3 版
印次　2023 年 10 月第 4 次印刷
印刷　北京市密东印刷有限公司
经销　全国各地新华书店
书号　ISBN 978-7-5214-2082-1
定价　**38.00 元**

获取新书信息、投稿、为图书纠错，请扫码联系我们。

《名医与您谈疾病丛书》

编委会

出版者的话

党的十八大以来，以习近平同志为核心的党中央把"健康中国"上升为国家战略。十九大报告明确提出"实施健康中国战略"，把人民健康放在优先发展的战略地位，并连续出台了多个文件和方案，《"健康中国2030"规划纲要》中就明确提出，要加大健康教育力度，普及健康科学知识，提高全民健康素养。而提高全民健康素养，有效防治疾病，有赖于知识先导策略，《名医与您谈疾病丛书》的再版，顺应时代潮流，切合民众需求，是响应和践行国家健康发展战略——普及健康科普知识的一次有益尝试，也是健康事业发展中社会治理"大处方"中的一张有效"小处方"。

本次出版是丛书的第三版，丛书前两版出版后，受到广大读者的热烈欢迎，并获得多项省部级奖项。随着新技术的不断发展，许多观念也在不断更新，丛书有必要与时俱进地更新完善。本次修订，精选了44种常见慢性病（有些属于新增病种），病种涉及神经系统疾病、呼吸系统疾病、消化系统疾病、心血管系统疾病、内分泌系统疾病、泌尿系统疾病、皮肤病、风湿类疾病、口腔疾病、精神心理疾病、妇科疾病和男科疾病等，分别从疾病常识、病因、症状表现、诊断与鉴别诊断、治疗和预防保健等方面，进行全方位的解读；写作形式上采用老百姓最喜欢的问答形式，活泼轻松，直击老百姓最关心的健康问题，全面关注患者的需求和疑问；既适用于患者及其家属全面了解疾病，也可供医务工作者向患者介绍病情和相关防治措施。

本丛书的编者队伍专业权威，主编都长期活跃在临床一线，其中不乏学科带头人等重量级名家担任主编，七位医学院士及专家（钟南山、陈灏珠、郭应禄、王陇德、葛均波、陆林、张雁灵）担任丛书的学术顾问，确保丛书内容的权威性、专业性和前沿性。本丛书的出版不仅是全体患者的福音，更是推动健康教育事业的有力举措。

本丛书立足于对疾病和健康知识的宣传、普及和推广工作，目的是使老百姓全面了解和掌握预防疾病、科学生活的相关知识和技能，希望丛书的出版对于提升全民健康素养，有效防治疾病，起到积极的推动作用。

中国医药科技出版社

2020年6月

再版前言

高脂血症为临床上最为常见的疾患之一。近30年来，中国人群的血脂水平逐步升高，全国调查结果显示，中国成人血脂异常总体患病率高达40.40%。高脂血症的主要危害是导致动脉粥样硬化，进而引起各种相关疾病，如冠心病、脑卒中等，此外，高脂血症还可引起顽固性高血压及肾病综合征、胰腺炎、结石症、脂肪肝等。在现代医疗条件下，高脂血症是可以防治的，其对策主要包括合理饮食、适量的体育运动、理疗和药物治疗。

本书共包括六篇，分别为常识篇、病因篇、症状篇、诊断与鉴别诊断篇、治疗篇和预防保健篇，采用问答的形式，对高脂血症进行系统介绍，为广大高脂血症患者提供疾病相关知识，使疾病得到早期发现、早期诊断和合理治疗。

编写本书的目的就是使广大高脂血症患者和家属能够系统地认识该疾病。本书着重阐述高脂血症诊断要点、伴随疾病、患高脂血症后的治疗；同时，对高脂血症药物治疗的副作用，用药后的长期随访做了详细的说明，使患者和家属能够理解治疗方案的选择并且主动配合治疗。

本书前两版受到了广大读者的欢迎和好评。第三版在第二版基础上，调整了部分章节，使易于阅读；增加了新知识、新进展，使可读性更强；更新了前版的数据，使之更加严谨。本书的再版是在上海交通大学医学院附属仁济医院老年病科各位专家医师的关怀与支持下，历时数月，参阅大量中外文文献编写而成。内容详细全面，语言通俗易懂，文字深入浅出，具有实用性。

最后，衷心感谢丛书主编李广智对本书出版的精心指导和大力支持。

由于编写仓促，不足之处在所难免，谨请读者指正。

本书中所涉及的药物，由于存在个体差异，读者请不要自行用药，用药前一定要向医生咨询，在医师指导下用药。

方宁远

2020年10月

常识篇

病因篇

症状篇

诊断与鉴别诊断篇

治疗篇

预防保健篇

常识篇

- ◆ 什么叫高脂血症?
- ◆ 高脂血症如何分类?
- ◆ 高脂血症的总体心血管危险评估有哪些内容?
- ◆ 血脂"家族"中有哪些主要成员?
- ◆ 血脂是不是越低越好,其主要生理功能是什么?
- ◆ ……

什么叫高脂血症？

所谓"血脂"，指的是血液中的脂肪类物质。这些脂肪类物质主要包括胆固醇和甘油三酯两类，另外还包括磷脂、糖脂、固醇类，总称为血脂。脂质不溶或微溶于水，必须与蛋白质结合以脂蛋白形式存在，才能在血液中运输，因此高脂血症也称为高脂蛋白血症。胆固醇大部分由人体合成，少部分来自饮食。

由于脂肪代谢或运转异常使人体血液中血脂含量超过正常范围，称为"高脂血症"，俗称"高血脂"。表现为血中胆固醇和（或）甘油三酯过高或高密度脂蛋白胆固醇过低，现代医学称之为"血脂异常"。因此，"高脂血症""血脂异常"及"高脂蛋白血症"只是同一种疾病的不同的提法而已。

随着生活水平不断提高，人们的饮食结构也逐渐出现改变。近几十年来，我们国家肉类、奶类以及其他高热量食物消耗量不断攀升，因此我国人口总体血脂水平也有所提高，超重和肥胖患病率呈明显上升趋势。国家卫生与计划生育委员会2015年初发布的《中国居民营养与慢性病调查报告》显示，2012年中国成人血脂异常患病率40.40%，与2002年的患病率相比有大幅度增加，其中高胆固醇血症患病率为4.9%，高甘油三酯血症的患病率为13.1%，低高密度脂蛋白胆固醇血症的患病率为33.9%。不同类型的血脂异常患病率分别为：高胆固醇血症2.9%，高甘油三酯血症11.9%，低高密度脂蛋白胆固醇血症7.4%。另有3.9%的人血胆固醇边缘升高。

高脂血症是导致心脑血管疾病的元凶，被称为"无声的杀手"。该病对身体的损害是隐匿、逐渐、进行性和全身性的。它的直接损害是加速全身动脉粥样硬化。正常的血脂在人体中有许多重要功能。但如果血脂过高，可在血管壁上沉积，逐渐形成动脉粥样硬化斑块，"斑块"增多、增大后，血管内径逐渐变得狭窄，甚至堵塞血管。这种动脉粥样硬化斑块也可能发生破裂，斑块内物质释放到血管内，使慢性心脑血管疾病变为急性心脑血管疾病，这种情况也就是平时医生所说的冠心病、心肌梗死、脑梗死、脑出血等。严重乳糜微粒血症可导致急性胰腺炎，是另一致命性疾病。此外，高脂血症也是促进高血压、糖尿病的一个重要危险因素。高脂血症还可导致脂肪肝、肝硬化、胆石症、眼底出血、失明、周围血管疾病、跛行、高尿酸血症等。有些原发性和家族性高脂血症患者还可出现腱状、结节状、掌平面及眼眶周围黄色瘤、青年角膜弓等。

高脂血症是可以防治的。医学研究证明，对高脂血症进行长期调脂治疗可以降低冠心病、心绞痛、心肌梗死、脑卒中的发生率和死亡率，及减少糖尿病患者的致残率和早死率。因此，医生和患者都应该加强对高脂血症的监测，定期检查，早期的诊断、预防和治疗，这样全世界每年将至少减少600多万的死亡人数，这是预防、减少威胁人类健康的心脑血管疾病的治本之举。

高脂血症如何分类？

高脂血症有很多类型，医生会针对高脂血症的不同类型采用不同的治疗方法，因此医生很有必要根据检验报告了解疾病的分型。

（1）最早提出高脂蛋白血症分型法的是Fredrickson，他于1967年首次将高脂蛋白血症分为Ⅰ、Ⅱ、Ⅲ、Ⅳ、Ⅴ型。这种分型法基于血液检查中胆固醇、甘油三酯、乳糜微粒、低密度脂蛋白和高密度脂蛋白的水平升高程度的不同而分型。Fredrickson分型法不仅促进了人们对高脂血症的进一步了解，而且有利于临床上对高脂血症进行诊断和治疗，所以被广泛采用。1970年世界卫生组织（WHO）对Fredrickson提出的高脂蛋白血症分型法又进行了修改，具体如下：Ⅰ型高脂蛋白血症：由血浆中乳糜微粒浓度增加所致。将血浆置于4℃过夜，见血浆外观顶层呈"奶油样"，下层澄清，测定血脂主要为甘油三酯升高，胆固醇水平正常或轻度增加，此型在临床上较为罕见；Ⅱa型高脂白血症：血浆中LDL水平单纯性增加。血浆外观澄清或轻度混浊。测定血脂只有单纯性胆固醇水平升高，而甘油三酯水平则正常，此型临床常见；Ⅱb型高脂蛋白血症：血浆极低密度脂蛋白和低密度脂蛋白水平增加，血浆外观澄清或轻度混浊，测定血脂见胆固醇和甘油三酯均增加，此型临床相当常见；Ⅲ型高脂蛋白血症：又称为异常 β 脂蛋白血症，主要是由于血浆中乳糜微粒残粒和极低密度脂蛋白残粒水平增加，其血浆外观混浊，常可见一模糊的"奶油样"顶层。血浆中胆固醇和甘油三酯浓度均明显升高，大致相当。此型高脂蛋白血症的在临床上很少见。Ⅳ型高脂蛋白血症：血浆极低密度脂蛋白增加，血浆外观可以澄清也可混浊，主要视血浆甘油三酯水平升高的程度而定，一般无"奶油样"顶层，血浆甘油三酯明显升高，胆固醇水平可正常或偏高；Ⅴ型高脂蛋白血症：血浆中乳糜微粒和极低密度脂蛋白水平均升高，血浆外观有"奶油样"顶层，下层混浊，血浆甘油三酯和胆固醇均升高，以甘油三酯升高为主。

表1-1 高脂蛋白血症WHO分型法

表型	血浆4℃过夜外观	TC	TG	CM	VLDL	LDL	备注
Ⅰ	奶油上层，下层清	↑→	↑↑	↑↑	↑↑	↓→	易发胰腺炎
Ⅱa	透明	↑↑	→	→	→	↑↑	易发冠心病
Ⅱb	透明	↑↑	↑↑	→	↑	↑↑	易发冠心病
Ⅲ	奶油上层，下层混浊	↑↑	↑↑	↑	↑	↓	易发冠心病
Ⅳ	混浊	↑→	↑↑	→	↑↑	→	易发冠心病
Ⅴ	奶油上层，下层混浊	↑	↑↑	↑↑	↑	↓→	易发胰腺炎

注：↑示浓度升高；→示浓度正常；↓示浓度降低。

TC：胆固醇；TG：甘油三酯；CM：乳糜微粒；VLDL：极低密度脂蛋白；LDL：低密度脂蛋白。

（2）Fredrickson分型方法虽然较为准确完善，但过于繁杂，临床使用不方便，因此Lewis等在1976年提出了一个较为简易的高脂血症分类方法：①高胆固醇血症（相当于WHO分类的Ⅱa型，约占40%）；②高甘油三酯血症（相当于WHO分类的Ⅳ/Ⅰ型，约占20%）；③混合型高脂血症（Ⅱb/Ⅱ/Ⅳ/Ⅴ），约占40%；④低高密度脂蛋白胆固醇血症。

（3）高脂血症的基因分型法。近年来，随着分子生物学的迅速发展，人们对高脂血症的认识已逐步深入到基因水平。目前已发现某些高脂血症具有明显的家族遗传倾向，临床将这些高脂血症统称为家族性高脂血症。少数家族性高脂血症的遗传基因缺陷已基本清楚，多数尚未明确。

家族性高脂血症是指由于遗传基因异常所致的血脂代谢紊乱，具有家族聚集性的特点。目前临床上研究较多的家族性高脂血症有：家族性高胆固醇血症、家族性载脂蛋白B缺陷症、家族性混合型高脂血症和家族性3型高脂蛋白血症等。

表1-2 家族性高脂血症分类

病名	血浆胆固醇	血浆甘油三酯
家族性高胆固醇血症	中至重度升高	正常或轻度升高
家族性载脂蛋白B缺陷症	同上	同上
家族性混合型高脂血症	中度升高	中度升高
家族性3型高脂蛋白血症	中至重度升高	中至重度升高
多基因家族性高胆固醇血症	轻至中度升高	正常或轻度升高
家族性脂蛋白（a）过多血症	正常或升高	正常或升高
家族性高甘油三酯血症	正常	中至重度升高
家族性脂质异常高血压	正常	轻至中度升高

（4）高脂血症按照病因学又可分为两大类：①原发性高脂血症：排除了其他全身性疾病所致的继发性高脂血症后，所有的血脂升高统称为原发性高脂血症。这种类型比较少见，一般属遗传性脂代谢紊乱疾病；②继发性高脂血症：指由系统性疾病或服用某些药物所导致的病理性脂肪代谢异常症，其诱因包括甲状腺机能减退症、糖尿病、肾病综合征、肾功能衰竭、肝脏疾患、系统性红斑狼疮、糖原贮积症、骨髓瘤、脂肪萎缩症、急性卟啉病，饮酒，长期使用利尿剂、β受体阻滞剂、糖皮质激素、口服避孕药等。

高脂血症的总体心血管危险评估有哪些内容？

血脂异常防治的最终目的在于减少患者今后发生心血管疾病的风险。2017年我国发布的《中国成人血脂异常防治指南》中提到的"动脉粥样硬化性心血管疾病"（ASCVD），就是我们治疗血脂异常最终的防治目标。动脉粥样硬化性心血管疾病包括三部分的疾病：一是缺血性脑卒中；二是冠心病、心肌梗死；三是外周动脉粥样硬化性血管病（如上、下肢动脉出现了硬化）。

通过上面的阐述，大家可能已经注意到，血脂的检验主要包括总胆固醇、甘油三酯、低密度脂蛋白胆固醇和高密度脂蛋白胆固醇四项。在这些指标中，低密度脂蛋白胆固醇对个体或群体今后心脑血管疾病的发生具有最强的预测作用，也就是说，低密度脂蛋白越高，患者今后发生动脉粥样硬化性心血管疾病的风险越高。血脂控制的重点在于低密度脂蛋白胆固醇，当然总胆固醇、甘油三酯所起的作用也不能完全忽视。

尽管如此，相同的低密度脂蛋白胆固醇水平的个体，其他危险因素数目和水平不同，心血管疾病总体发病危险仍有明显差异。因此全面评价动脉粥样硬化性心血管疾病总体危险是防治血脂异常的必要前提。评价动脉粥样硬化性心血管疾病总体危险，不仅有助于确定血脂异常患者调脂治疗的决策，也有助于临床医生针对多重危险因素，制定出个体化的综合治疗方案，从而最大程度地降低患者患病危险。

在进行危险评估时，已诊断为动脉粥样硬化性心血管疾病者可将其直接列为极高危人群；符合如下条件之一者直接列为高危人群：①低密度脂蛋白胆固醇（LDL-C）≥4.9mmol/L（190mg/dl）。②1.8mmol/L（70mg/dl）≤LDL-C<4.9mmol/L（190mg/dl）且年龄在40岁及以上的糖尿病患者。符合上述条件的极高危和高危人群不需要按危险因素个数进行动脉粥样硬化性心血管疾病危险分层。不具有以上2种情况的个体，在考虑是否需要调脂治疗时，应按照图1-1的流程进行未来10年间总体发病危险的评估。

符合下列任何条件者，可直接列为高危和极高危人群
极高危：ASCVD患者
高危：（1）LDL-C≥4.9mmol/L或TC≥7.2mmol/L
　　　（2）糖尿病患者1.8mmol/L≤LDL-C<4.9mmol/L或3.1mmol/L≤TC<7.2mmol/L
　　　　　且年龄≥40岁

不符合者，评估10年ASCVD发病危险

危险因素个数*		血清胆固醇水平分层（mmol/L）		
		3.1≤TC<4.1（或）1.8≤LDL-C<2.6	4.1≤TC<5.2（或）2.6≤LDL-C<3.4	5.2≤TC<7.2（或）3.4≤LDL-C<4.9
无高血压	0~1个	低危（<5%）	低危（<5%）	低危（<5%）
	2个	低危（<5%）	低危（<5%）	中危（5%~9%）
	3个	低危（<5%）	中危（5%~9%）	中危（5%~9%）
有高血压	0个	低危（<5%）	低危（<5%）	低危（<5%）
	1个	低危（<5%）	中危（5%~9%）	中危（5%~9%）
	2个	中危（5%~9%）	高危（≥10%）	高危（≥10%）
	3个	高危（≥10%）	高危（≥10%）	高危（≥10%）

ASCVD 10年发病危险为中危且年龄小于55岁者，评估余生危险

具有以下任意2项及以上危险因素者，定义为高危：
● 收缩压≥160mmHg或舒张压≥100mmHg　● BMI≥28kg/m2
● non-LDL-C≥5.2mmol/L（200mg/dl）　● 吸烟
● LDL-C<1.0mmol/L（40mg/dl）

图1-1　动脉粥样硬化性心血管疾病危险评估流程图

注：*危险因素个数包括吸烟、低HDL-C男性≥45岁或女性≥55岁。慢性肾病患者的危险评估及治疗请参见特殊人群血脂异常的治疗。ASCVD：动脉粥样硬化性心血管疾病；TC:总胆固醇；LDL-C：低密度脂蛋白胆固醇；HDL-C：高密度脂蛋白胆固醇；BMI：体重指数。

血脂"家族"中有哪些主要成员？

通常所说的血脂是指血浆中所含的脂类物质，主要包括：①三酰甘油，又称甘油三酯，三酸甘油酯或中性脂肪；②胆固醇，有游离胆固醇和胆固醇酯两种形式；③磷脂，主要有卵磷脂、脑磷脂、丝氨酸磷脂、神经磷脂

等；④游离脂肪酸。它们一部分来自食物，为外源性脂类物质，另一部分由肝脏、小肠黏膜等组织合成，为内源性脂类物质。无论外源或内源性脂类物质都需要经过血液运送到各组织之间，因此，血脂含量可以反映体内脂类代谢的情况。正常人血脂含量受膳食及生理状态的影响变化很大。高脂饮食后，血脂浓度立即大幅度上升，通常在3~5小时后逐渐恢复正常。所以，一般测量血脂含量水平应在饭后12小时进行，这样才能可靠真实地反映血脂水平。血脂不溶于水，它必须与脂蛋白结合，形成易溶于水的复合物。其可分为四类：高密度脂蛋白、低密度脂蛋白、极低密度脂蛋白和乳糜微粒。血中胆固醇与低密度脂蛋白、高密度脂蛋白结合后成为低密度脂蛋白胆固醇和高密度脂蛋白胆固醇。由于血液中60%以上的胆固醇与低密度脂蛋白结合，因此低密度脂蛋白升高的患者常同时伴有总胆固醇增高；而高密度脂蛋白则是一种独特的脂蛋白，它可以回收体内衰老和死亡细胞上的胆固醇，并运送至肝脏代谢和清除。因此，胆固醇、甘油三酯和低密度脂蛋白胆固醇常被认为是"坏的血脂成分"，而高密度脂蛋白胆固醇则因其具有抗动脉粥样硬化的作用而成为"好的血脂成分"。而且，目前在临床中发现，高脂血症、动脉硬化的发生与血胆固醇和低密度脂蛋白胆固醇浓度升高相一致，但却与血中高密度脂蛋白胆固醇浓度升高相反。

血脂是不是越低越好，其主要生理功能是什么？

体内胆固醇过量会导致高胆固醇血症，对机体产生不利影响。高胆固醇血症是导致动脉粥样硬化的一个很重要的原因。研究发现，静脉血栓形成、胆石症与高胆固醇血症也有密切的相关性。但同时也要知道，使用降压药物控制血脂，并非越低越好。因为胆固醇对人体有着重要的生理功能，是组织细胞所不可缺少的重要物质。胆固醇广泛分布于人体内，以脑及神经组织中最为丰富，在肾、脾、皮肤、肝和胆汁中含量也高。低胆固醇血症对机体也存在一定的危害，从而影响了机体免疫系统功能的正常发挥。

血脂包括脂肪和类脂。脂肪是人体内含量最多的脂类，是体内的一种主要能量来源，脂肪主要是甘油三酯；类脂是生物膜的基本成分。类脂是磷脂、糖脂和固醇的总称。

甘油三酯就是平时所称呼的脂肪，是机体储存能量的主要仓库，当人的食物来源被切断之后，机体可以靠燃烧体内的甘油三酯来提供能量、维持生命。

胆固醇主要具有以下生理功能：

（1）形成胆酸 胆汁产于肝脏而储存于胆囊内，经释放进入小肠与被消化的脂肪混合。胆汁的功能是将大颗粒的脂肪变成小颗粒，使其易于与小肠中的酶作用。在小肠尾部，85%~95%的胆汁被重新吸收入血，肝脏重新吸收胆酸使之不断循环，剩余的胆汁（5%~15%）随粪便排出体外。肝脏需产生新的胆酸来弥补这5%~15%的损失，此时就需要胆固醇。

（2）构成细胞膜 胆固醇是构成细胞膜的重要组成成分，细胞膜包围在人体每一细胞外，胆固醇为其基本组成成分。有人曾发现给动物喂食缺乏胆固醇的食物，结果这些动物的红细胞脆性增加，容易引起细胞的破裂。因此，可以想象要是没有胆固醇，细胞就无法维持正常的生理功能，生命也将终止。

（3）合成激素 激素是协调多细胞机体中不同细胞代谢作用的化学信使，参与机体内各种物质的代谢，包括糖、蛋白质、脂肪、水、电解质和矿物质等的代谢，对维持人体正常的生理功能十分重要。人体的肾上腺皮质和性腺所释放的各种激素，如皮质醇、醛固酮、睾丸酮、雌二醇以及维生素D都属于类固醇激素，其前体物质就是胆固醇。

因此，人体离不了脂质，"谈脂色变"是不对的。血脂过低也会造成一些严重疾病。人的血脂最好维持在理想水平，也就是既能保持正常代谢，又不至于危及人健康的状态。

医生说"高脂血症是血液中的隐形杀手"，有什么科学依据？

国内外专家一致认为心血管疾病已经成为威胁人类健康的第一杀手，

已有的证据表明心血管疾病的发病中有若干危险因素起重要作用，包括高胆固醇血症、高血压、吸烟和糖尿病。高脂血症，特别是低密度脂蛋白升高是导致各类心血管疾病的重要因素之一。若将血管比喻为人体的"生命之河"，则长期高脂血症易引起脂类浸润和沉积在动脉管壁，破坏血管结构，引起动脉粥样斑块。使"生命之河"不再清澈通畅。当斑块逐渐增大，就会引起血管狭窄，使血流不畅，甚至闭塞，引起多种疾病，称为动脉粥样硬化。如果这种动脉粥样硬化病变发生在冠状动脉，就会引起心绞痛、心肌梗死、心律失常、心搏骤停；如果发生在脑血管，就会引起卒中，临床上可以表现为偏瘫、失语、意识障碍、痴呆。如果病变累及肾动脉，则可能引起肾动脉狭窄，导致高血压，甚至肾功能衰竭；血管硬化同样可以累及眼底动脉，导致视力下降甚至失明。

高脂血症的发病过程是一个缓慢、逐渐加重的隐蔽过程。早期的高脂血症多数没有临床症状，这也是很多人不重视早期诊断和早期治疗的重要原因。一旦病情发作，最佳抢救时间往往很短。现代医学高度发达，但对心血管疾病却显得束手无策，无法根治，只能通过治疗使病情趋于稳定。近年来，随着人们对预防医学的逐步重视，心血管专家将更多的精力投入到心血管疾病的预防中。因此高脂血症的早期发现、早期治疗显得尤为重要。轻度高血脂通常没有什么不适感，所以常常被人们所忽视。

高脂血症还可以诱发急性胰腺炎。由高脂血症引起的胰腺炎，称为高脂血症性胰腺炎。尽管高脂血症性急性胰腺炎较少见，但一旦发生病情大多较重，因此切不可掉以轻心。近年来高脂血症引起急性胰腺炎比例逐年升高，更应引起广泛的重视。其血脂升高以血清甘油三酯水平升高为主。高脂血症性胰腺炎的诊断标准为：除有胰腺炎的临床表现外，血甘油三酯值 $\geq 11.30 \text{mmol/L}$；若血甘油三酯值在 $5.65 \sim 11.30 \text{mmol/L}$ 间，但血清呈乳状者，在排除其他胰腺炎常见的病因后，可诊断为高脂血症性胰腺炎。因此对胰腺炎患者应常规检测血脂，以防漏诊高脂血症性胰腺炎。对于高脂性胰腺炎患者治疗，除了与其他胰腺炎一样的处理外，尚需特别纠正高脂血症，使血脂迅速降低到5.65mmol/ L 以下。措施包括：停用引起高血脂的药物，必要时需行血浆置换或血脂分离，降低血脂水平。

此外，高脂血症也是促进高血压、糖耐量异常、糖尿病的一个重要危险因素。高脂血症还可导致脂肪肝、肝硬化、胆石症、胰腺炎、眼底出血乃至失明、周围血管病变、高尿酸血症，严重影响人们的生活质量和身体健康。

什么是低密度脂蛋白胆固醇？

低密度脂蛋白是富含胆固醇的脂蛋白，目前认为血浆中低密度脂蛋白的来源有两条途径：①主要途径是由极低密度脂蛋白代谢转变而来；②次要途径是经肝脏合成后分泌到血液中。血清中低密度和高密度脂蛋白的含量是一对二。低密度脂蛋白把胆固醇从肝脏运送到全身组织，高密度脂蛋白将各组织的胆固醇送回肝脏代谢。低密度脂蛋白含量过多时，可深入动脉内皮，堆积形成动脉粥样硬化斑块，导致动脉血管狭窄甚至阻塞，诱发心脑血管疾病。更可怕的是，有些斑块还会破裂，诱发血栓，堵塞动脉，引起急性心梗、中风甚至猝死事件。专家认为：临床上85%以上的急性心梗由此引起。另外，大量研究显示，低密度脂蛋白胆固醇水平低的人群，冠心病发生率也低；低密度脂蛋白水平高者，冠心病发生率也高。而且都是低密度脂蛋白升高在先，冠心病患病在后。通常胆固醇每降低1%，患冠心病的危险就会减少2%。此外，低密度脂蛋白对脑血管病发生的影响也不可忽视，冠心病、糖尿病、高血压患者中，其水平每降低10%，脑卒中发生的危险就会减少15.6%。

但是低密度脂蛋白并不是越低越好。研究发现，低密度脂蛋白太低会影响血红蛋白携带氧的能力使细胞缺氧，反而会引起贫血或加重心脏负担。低密度脂蛋白降低主要见于甲状腺功能亢进、严重贫血、吸收不良综合征、营养不良、门脉性肝硬化等。

什么是高密度脂蛋白胆固醇？

胆固醇在血液中的流动是通过"载体"——脂蛋白来完成的。通过化学反应粘接到低密度蛋白上的胆固醇称为低密度脂蛋白胆固醇，而粘接到高密度脂蛋白上的胆固醇为高密度脂蛋白胆固醇。高密度脂蛋白主要是由肝脏合成。通俗地说，高密度脂蛋白胆固醇是"好东西"，而低密度脂蛋白胆固醇就是"坏东西"了。低密度脂蛋白胆固醇越高患冠心病的概率就越大，在标准范围内高密度脂蛋白水平比较高的话，患心脏病的风险就会降低，它对人体起到保护作用。

低密度脂蛋白是将胆固醇带进身体组织的主要"载体"，而高密度脂蛋白则是将胆固醇从身体组中"带"出去。当高密度脂蛋白胆固醇水平比较高时，那就意味着更多的高密度脂蛋白正在将胆固醇从动脉壁带到肝脏中。肝脏随后将这些胆固醇分子分解掉，最后将它们排出体外。这样动脉硬化也就不容易恶化了。

在我国，高密度脂蛋白胆固醇的诊断切点建议为：高密度脂蛋白<1.04mmol/L（40mg/dl）为减低。高密度脂蛋白增高一般认为无临床意义，可见于原发性高高密度脂蛋白血症（家族性高α脂蛋白血症），并发现此群家族中长寿者多。接受雌激素、胰岛素或某些药物（如烟酸、维生素E、肝素等）治疗者，亦可增高。高密度脂蛋白降低见于以下疾病：①脑血管粥样硬化、冠心病。②急、慢性肝病，心肌梗死，外科手术、损伤等应激反应，糖尿病，甲状腺功能亢进或甲状腺功能减退症，慢性贫血。

何谓甘油三酯？

甘油三酯是长链脂肪酸和甘油形成的脂肪分子，甘油三酯是血脂的一种。血中甘油三酯与胆固醇一样，也都是存在于各种脂蛋白中。而血甘油三酯则是所有脂蛋白中的甘油三酯总和。血中颗粒大而密度低的脂蛋白所含甘油三酯的量多。当患者的血甘油三酯特别高（颗粒大、密度低的脂蛋白过多）时，血液会呈乳白色，将这种血静置一段时间后，血的表面会形成厚厚的一层奶油样物质，这便是化验单上报告的所谓的"脂血"。

甘油三酯的功能与胆固醇截然不同，甘油三酯是人体主要的能量储存库。甘油三酯是人体内含量最多的脂类，大部分组织均可以利用甘油三酯分解产物供给能量，同时肝脏、脂肪等组织还可以进行甘油三酯的合成，在脂肪组织中贮存。尽管甘油三酯有诸多生理功能，但凡事物极必反，过多的甘油三酯会导致脂肪细胞功能改变和血液黏度增加，并增加患冠心病的危险性，而且，血液中甘油三酯过高还会引起急性胰腺炎。

甘油三酯是血脂检查中比较重要的一项指标。重度的高甘油三酯症，多与糖尿病、肝病、慢性肾炎等有关，一般为继发性疾病。

我国正常人血脂水平比相应年龄、性别的欧美人为低。理想的血清甘油三酯水平是0.34~1.7mmol/L。血清甘油三酯水平>1.7mmol/L为高血甘油三酯水平。

血中甘油三酯浓度改变有什么临床意义？

血清甘油三酯是血脂测定项目里的一项重要的检验指标，甘油三酯测定与许多疾病有着密切的关系，血脂分析不仅对动脉粥样硬化和冠心病的防治具有重要的意义，而且已经渗透并且应用于其他诸多临床相关专业疾病的研究，如高血压、糖尿病、脑血管病、肾脏疾病以及绝经期后妇女内分泌代谢改变等。正常人甘油三酯水平的高低受生活条件影响，其个体内差异及个体间差异均大于总胆固醇，且随年龄增加逐渐升高。

《中国成人血脂异常防治指南（2016年修订版）》将血清甘油三酯分为三个水平：≥2.3mmol/L为升高，1.7~2.3mmol/L为边缘升高，<1.7mmol/L为正常。

甘油三酯升高主要可见于以下疾病：①家族性高甘油三酯血症，家族性混合型高脂血症。②继发性疾病常见于：冠心病、动脉粥样硬化、糖尿病、肾病综合征、甲状腺功能减退症、胆道梗塞、糖原贮积症、妊娠、口服避孕药、酗酒、急性胰腺炎等。甘油三酯减低见于甲状腺功能亢进、肾上腺皮质机能减退、肝功能严重低下等。

那么，高甘油三酯血症是否为冠心病的独立危险因素？对于这一问题，以往学术界存在争议。一些研究发现，甘油三酯水平上升与冠心病危险呈正相关，甘油三酯升高常伴随高密度脂蛋白胆固醇降低。也就是说，甘油三酯水平越高的患者，越容易患冠心病。虽然许多情况下甘油三酯水平升高对于心血管疾病的危险评估所起作用不如胆固醇，但高甘油三酯血症也是冠心病的独立危险因素，其对于代谢综合征的诊断具有重要的临床意义。特别要注意的是，极高浓度的甘油三酯还可以导致急性胰腺炎。因此，血清甘油三酯增高是不容忽视的问题。

各种脂蛋白的临床意义是什么？

各类脂蛋白因密度及大小不同，含有不同种类和不同比例的脂质和载脂蛋白。体积最大的脂蛋白为乳糜微粒，其内脂质占总量的98%，蛋白质仅占2%左右；体积最小的高密度脂蛋白颗粒内，脂质占总量的50%以下。乳糜微粒和极低密度脂蛋白代表运输甘油三酯的脂蛋白，它们从肝脏和肠道把甘油三酯运送到其他组织。乳糜微粒在小肠内形成，运输消化道内吸收的外源性甘油三酯（脂肪）；而极低密度脂蛋白专职运输肝脏和肠黏膜细胞合成及分泌的内源性甘油三酯。另外两类脂蛋白，低密度脂蛋白和高密度脂蛋白是携带胆固醇的运输工具。不同种类的脂蛋白，临床意义不尽相同：

（1）乳糜微粒　正常人空腹12小时后，血浆中乳糜微粒已完全被清除，但Ⅰ型和Ⅴ型高脂蛋白血症患者，空腹血浆中出现高浓度乳糜微粒。由于乳糜微粒颗粒大，不能进入动脉壁内，一般不致动脉粥样硬化，但易诱发胰腺炎。近年来的研究表明，餐后高脂血症亦是冠心病的危险因素。乳糜微粒的代谢残骸即可被巨噬细胞表面受体所识别而摄取，因而可能与动脉粥样硬化有关。

（2）极低密度脂蛋白　它与动脉硬化的关系一直没有定论。以往认为正常的极低密度脂蛋白不具致动脉粥样硬化的作用，因为它们携带相对少量的胆固醇，另外极低密度脂蛋白颗粒相对大，不易透过动脉内膜。目前多数学者认为，血浆极低密度脂蛋白水平升高是冠心病的危险因子。

（3）低密度脂蛋白　它是所有血浆脂蛋白中首要的致动脉粥样硬化性脂蛋白。已经证明粥样硬化斑块中的胆固醇来自血液循环中的低密度脂蛋白。低密度脂蛋白的致动脉粥样硬化作用与其本身的一些特点有关，即低密度脂蛋白相对较小，能很快穿过动脉内膜层。经过氧化或其他化学修饰后的低密度脂蛋白，具有更强的致动脉粥样硬化作用。

（4）高密度脂蛋白　它被认为是一种抗动脉粥样硬化的血浆脂蛋白，是冠心病的保护因子。愈来愈多的证据表明，高密度脂蛋白作为一个反向运载工具，从外周把胆固醇运送回肝脏进行代谢，在清除胆固醇的过程中有重要的作用。

为什么说载脂蛋白是载运血脂的"船舶"，有何生理功能？

载脂蛋白是位于脂蛋白表面的蛋白质，可以比作不同用途的货车，负责把不同的脂蛋白运输到身体的各个部位。不同的载脂蛋白以多种形式和不同的比例存在于各类脂蛋白中。各种脂蛋白也因其所含的载脂蛋白的种类不同，而具有不同的功能和不同的代谢途径。作为脂蛋白外壳的结构成分，载脂蛋白能将各种脂质成分（胆固醇、甘油三酯和磷脂）结合在一起形成一个整体，与脂蛋白外生物信息相联系，从而不停地把食物或体内合成的各种"货物"（脂质）通过血液运输到身体各个组织。所以说，各种载脂蛋白可以比作不同用途的船舶，负责把不同的脂质运输到身体的各个部位。现已发现的载脂蛋白有近20种之多，其中最主要的有 Apo A1、Apo B48、Apo B100、Apo C1、Apo C2、Apo D、Apo E。

载脂蛋白的生理功能如下：

（1）与脂质的亲和作用，使脂质溶于水性介质中。

（2）运输胆固醇和甘油三酯。载脂蛋白不停地把食物或体内合成的各种"货物"（脂质）通过血液运输到身体各个组织。

（3）作为脂蛋白外壳的结构成分，它能将各种脂质成分（胆固醇、甘油三酯和磷脂）结合在一起形成一个整体，与脂蛋白外生物信息相联系。

（4）以配体的形式作为脂蛋白与特异性受体的连接物。载脂蛋白结合到受体上是细胞摄取脂蛋白的第一步。如Apo B100能识别低密度脂蛋白受体，Apo E不仅能识别受体，还能识别乳糜微粒残粒受体。

（5）激活某些与血浆脂蛋白代谢有关的酶类。如Apo A能激活卵磷脂-胆固醇酰基转移酶，该酶催化高密度脂蛋白中的游离胆固醇酯化为胆固醇酯；Apo C1则可激活脂蛋白脂酶，该酶可水解乳糜微粒和极低密度脂蛋白中的甘油三酯。

哪些人应该做血脂检查，血脂检查前需注意什么？

一般人群的常规健康体检是血脂异常检出的重要途径。要了解自己的血脂情况，就必须抽血化验血脂。血脂异常及心血管病的其他危险因素主要是通过临床日常工作来检出，这不限于因心血管病前来就诊的患者，而应该包括前来医院就诊的所有血脂异常和心血管病易患人群。《中国成人血脂异常防治指南》提出：为了及时发现和检出血脂异常，建议20岁以上的成年人至少每5年测量1次空腹血脂，包括总胆固醇、低密度脂蛋白胆固醇、高密度脂蛋白胆固醇和甘油三酯测定。对于缺血性心血管病及其高危人群，则应每3~6个月测定1次血脂。对于因缺血性心血管病住院治疗的患者应在入院时或24h内检测血脂。血脂检查的重点对象：①已有冠心病、脑血管病或周围动脉粥样硬化病者；②有高血压、糖尿病、肥胖、吸烟者；③有冠心病或动脉粥样硬化病家族史者，尤其是直系亲属中有早发冠心病或其他动脉粥样硬化性疾病者；④有皮肤黄色瘤者；⑤有家族性高脂血症者。建议40岁以上男性和绝经期后女性每年均进行血脂检查。

通俗地说，以下人群应该注意自己的血脂：①长辈中有患高脂血症的；②身体肥胖；③长期摄入大鱼大肉，高脂、高糖饮食；④绝经后的妇女；

⑤长期吸烟、大量饮酒；⑥不爱运动；⑦患有糖尿病、高血压、脂肪肝；⑧生活没有规律、情绪容易激动、精神长期处于紧张状态。

影响血脂化验结果的因素较多，其中影响最大的因素是食物。进食后，特别是吃了丰盛食物后，食物中脂肪在小肠中进行消化与吸收，经过小肠进入血液，使甘油三酯浓度明显升高。因此，用这种血液测得的各项结果，不能反映机体的真实情况，只有抽空腹血化验的血脂才能反映稳定的血脂水平，而不是波动的血脂水平。所以，到医院化验前必须注意以下几点，这样才能保证化验结果的准确：①检查的前一天晚上20时以后禁食，次日早上8~10时抽血化验血脂；②维持原来规律的饮食，不要在检查的头一天晚上暴饮暴食或吃宵夜；③在生理和病理状态比较稳定的情况下进行化验，4~6周内应无急性病发作；④尽量避免服用某些药物，如避孕药、某些降压药物如利尿剂、β受体阻滞剂等；⑤检查的前一天晚上，一定要休息好。

高脂血症应到什么科就诊？

很多人简单地把甘油三酯定义为血脂，而实际上，血脂是指血清中的胆固醇、甘油三酯和类脂（如磷脂）等的总称。血脂异常通常指血清中胆固醇和（或）甘油三酯水平升高，俗称高脂血症。实际上血脂异常也泛指包括低高密度脂蛋白胆固醇血症在内的各种血脂异常。

高脂血症在我国已不少见，据调查成人中血总胆固醇（TC）或甘油三酯（TG）升高者占10%~20%，甚至儿童中也有近10%者血脂升高，而且高脂血症的发生率还有逐渐上升的趋势，这与我国人民的生活水平明显提高、饮食习惯发生改变等原因有密切关系。因为患者往往同时还有高密脂蛋白胆固醇（HDL-C）的降低，所以"高脂血症"改称"血脂异常"更为合适。

高脂血症的形成需要有一个较长的过程，初期多数没有临床症状，这也是很多人不重视早期诊断和早期治疗的重要原因。由于这些对血管的损害过程大都是隐匿、渐进的，因此高脂血症又被称为"无声杀手"。

流行病学统计表明，目前高脂血症人群快速增长，年龄分布也进一步提前。都市白领生活节奏快，工作压力大，饮食不规律，缺乏运动，得高血脂的危险性大大提高。很多年轻人不知道自己血脂高，通常在单位体检、招工体检或看其他疾病的过程中才会发现血脂异常。

如果怀疑自己患了高脂血症，或是已经发现有高脂血症，那就应该主动就医，咨询有关治疗事宜。然而医院往往科室众多，对于初到医院的人来说，更是摸不着头脑，那么该到哪个科室看呢？这就需要根据每个人的具体情况来定。一般来说，得了高脂血症应该到心内科或高血脂专科就诊，老年高脂血症患者还可以去老年科就诊，全面评估一下高血脂对心脏、血管的影响，制定一个治疗方案。但是，如果同时存在高血脂引起的一些其他系统的表现或并发症，就要到相关科室去就诊。例如，发现经常头晕、行走不便、记忆减退或言语口齿不清，就应该到神经内科检查，看看有没有引起脑梗死；如果发现心绞痛，要及时到心内科就诊；如果发现视力下降，要同时到眼科检查；如果出现饱餐后腹痛别忘了再去消化科，看看是否同时存在消化道的疾病如胰腺炎；如果有肢体疼痛、发冷发白，有可能有动脉栓塞，一定要立即去血管外科就诊；如果同时有糖尿病，还要定期去内分泌科检查治疗；如果是继发性的高脂血症，一定要同时针对引起血脂升高的原发疾病治疗。当然，以上指导仅供参考，遇到具体情况，可以到医院导医台咨询，避免误诊，这样可以得到更加及时合理的治疗。

什么人需要定期检查血脂？

严格来说，为了个人健康，提倡每个人都定期、主动到医院进行检查；而作为临床医生，应该认识到，需要进行血脂测定的人群不仅应包括所有到医院就诊的代谢紊乱和心血管病易患人群，同时也包括到医院进行常规健康体检的人群。

那么哪些人易得高脂血症？简单概括来说，主要有以下几类：有高脂血症家族史者；体型肥胖者；中老年人；长期大鱼大肉高脂、高糖饮食者；绝经后妇女；长期吸烟、酗酒者；习惯于静坐，少运动的人；生活无规律、情绪易激动、精神处于紧张状态者；患有肝肾疾病、糖尿病、高血压等血管疾病者。

因此，《中国成人血脂异常防治指南》建议：20~40岁以上的健康成年人至少每5年测量1次空腹血脂，包括总胆固醇、甘油三酯、低密度脂蛋白胆固醇和高密度脂蛋白胆固醇的测定。建议40岁以上男性和绝经期后女性每年检测血脂；动脉粥样硬化性心血管疾病患者及其高危人群，应每3~6个月测定1次血脂。因动脉粥样硬化性心血管疾病住院患者，应在入院时或入院24h内检测血脂。

此外，由于人力物力的限制，采取所有人群血脂普查有困难。据此，《中国成人血脂异常防治指南》建议，以下人群作为应接受血脂检测的重点对象：

（1）有动脉粥样硬化性心血管疾病病史者。

（2）存在多项动脉粥样硬化性心血管疾病危险因素（如高血压、糖尿病、肥胖、吸烟）的人群。

（3）有早发性心血管病家族史者（指男性一级直系亲属在55岁前或女性一级直系亲属在65岁前患缺血性心血管病），或有家族性高脂血症患者。

（4）皮肤或肌腱黄色瘤及跟腱增厚者。

（5）有家族性高脂血症者。

总之，为防患于未然，请您经常进行健康体检，并且定期自我排查一下，看自己是否可能存在高脂血症的危险。如果您属于下述情况，如有高脂血症家族史、肥胖、高血压、皮肤黄色瘤或已有冠心病、脑卒中、糖尿病、肾脏疾病，中老年人群、绝经后妇女、长期高糖饮食者，请您及早检查血脂。如果您已经是心血管疾病的高危人群和高脂血症患者，请务必听从医生指导，定期复查血脂。

病因篇

◆ 高脂血症的病因有哪些?

◆ 中医学认为高脂血症的致病原因有哪些?

◆ 哪些药物可以引起高脂血症?

◆ 利尿剂对血脂有哪些影响?

◆ 肾上腺皮质激素对血脂影响是什么?

◆ ……

高脂血症的病因有哪些？

高脂血症按照病因可分为继发性高脂血症和原发性高脂血症。继发性高脂血症是由于全身系统性疾病所导致的血脂异常，比较常见的疾病如糖尿病、肾病综合征、甲状腺功能减退、原发性胆汁肝硬化、肥胖症、酒精中毒、胰腺炎及痛风等。另外，一些药物如噻嗪类利尿剂、孕激素、糖皮质激素亦能干扰正常血脂代谢而造成血脂紊乱。

原发性高脂血症是指原因不明的高脂血症，一般认为它与环境及遗传两大因素有关，多数情况是两者相互作用的结果。轻至中度血脂异常多是由于环境因素所致，最常见的原因是高饱和脂肪酸及高胆固醇饮食；明显的血脂异常多数是遗传因素所致。遗传可通过多种机制引起高脂血症，某些可能发生在细胞水平上，主要表现为细胞表面脂蛋白受体缺陷以及细胞内某些酶的缺陷（如脂蛋白脂酶的缺陷或缺乏），也可发生在脂蛋白或载脂蛋白的分子上，多由于基因缺陷引起。饮食因素作用比较复杂，高脂血症患者中有相当大的比例是与饮食因素密切相关的。糖类摄入过多，可影响胰岛素分泌，加速肝脏极低密度脂蛋白的合成，易引起高甘油三酯血症。胆固醇和动物脂肪摄入过多与高胆固醇血症形成有关，其他膳食成分的摄入（如长期摄入过量的蛋白质、脂肪、糖类化合物以及膳食纤维摄入过少等）也与本病发生有关。

中医学认为高脂血症的致病原因有哪些？

高脂血症在中医学属"痰湿""浊阻""肥胖"等范畴。古人虽然不知道血脂增高，但已经注意到它的存在与危害，尤其对过食肥甘引起高脂血症的危害性早有认识，如《素问·生气通天论篇》："高粱之变，足生大丁"；《三因方》："饮食饥饱，生冷甜腻，聚结不散，或作痞块，膨胀满闷"。高脂血症属中医学"污血病"范畴。污血者，不洁之血，乃饮食水谷之浊气，水谷不化之痰浊，瘀滞不通之血液结于脉中而成。主要是饮食伤脾，年老精亏所致；其病位在血脂，涉及心、肝等脏腑，而脾弱肾虚，痰瘀阻脉为病理基础。中医学认为，膏脂虽为人体的营养物质，但过多则形成高脂血症为患。凡导致人体摄入膏脂过多，以及膏脂转输、利用、排泄失常的因素均可使血脂升高，其病因有以下几点。

（1）饮食失当　饮食不节，摄食过度，或恣食肥腻甘甜厚味，过多膏脂随饮食进入人体，输布、转化不及，滞留血中，因而血脂升高。长期饮食失当，或酗酒过度，损及脾胃，健运失司，致使饮食不归正化，不能化精微以营养全身，反而变生脂浊，混入血中，引起血脂升高。前者为实证，后者为虚中夹实证，这是两者不同之处。

（2）喜静少动　生性喜静，贪睡少动；或因职业工作所限，终日伏案，多坐少走，人体气机失于畅达，气郁则津液输布不利。膏脂转化利用不及，以致生多用少，沉积体内，浸淫血中，故血脂升高。

（3）情志刺激　思虑伤脾，脾失健运，或郁怒伤肝，肝失条达，气机不畅，膏脂运化输布失常，血脂升高。

（4）年老体衰　人老则五脏六腑皆衰，以肾为主。肾主五液，肾虚则津液失其主宰；脾主运化，脾虚则饮食不归正化；肝主疏泄，肝弱则津液输布不利，三者皆使膏脂代谢失常，引起血脂升高。若房劳过度，辛劳忧愁，亦可使人未老而先衰。

（5）体质禀赋　父母肥胖，自幼多脂，成年以后，形体更加丰腴，而阳气常多不足，津液膏脂输化迟缓，血中膏脂过多；或素体阴虚阳亢，脂化为膏，溶入血中，血脂升高。

（6）消渴、水肿、胁痛、黄疸、癥积等证不愈　消渴证基本病机属阴虚燥热，由于虚火内扰，胃热杀谷。患者常多饮多食，但饮食精微不能变脂而贮藏，人体之脂反尽溶为膏，混入血中，导致血脂升高。水肿日久，损及脾肾，肾虚不能主液，脾虚失于健运，以致膏脂代谢失常。胁痛、黄疸、癥积三者皆属肝、胆之病，肝病气机失于疏泄，影响膏脂的敷布转化，胆病不能净浊化脂，引起血脂升高。

哪些药物可以引起高脂血症？

日常生活中，一些疾病需要使用的药物可以引起血脂异常，使总胆固醇、甘油三酯、低密度脂蛋白胆固醇和极低密度脂蛋白胆固醇不同程度地升高，而使高密度脂蛋白胆固醇降低，给人体造成损害。常见的药物有：

（1）氢氯噻嗪　长期使用利尿剂氢氯噻嗪可以使血清总胆固醇、低密度脂蛋白胆固醇、极低密度脂蛋白胆固醇轻度升高，甘油三酯升高或不变。停药后血脂水平可恢复正常。英国的一项研究发现，如果每日服用氢氯噻嗪50~150mg，连续使用3~6个月，可使甘油三酯上升43.2%，胆固醇上升29.3%，极低密度脂蛋白胆固醇上升17.8%，低密度脂蛋白胆固醇上升10%，而高密度脂蛋白胆固醇下降12%，这对健康十分不利。因此，如果需要长期应用氢氯噻嗪，宜用小剂量（≤25mg/d），而不宜用大剂量（≥50mg/d）。利尿剂导致血脂紊乱的机制可能与胰岛素抵抗有关。其他利尿剂如速尿、安体舒通和吲达帕胺对血脂的影响不大，可供选用。

（2）β受体阻滞剂　不同的β受体阻滞剂药效学特点不同，对血脂的影响也不同。在正常剂量下，不具内源性拟交感活性的非选择性β受体阻滞剂，如普萘洛尔能引起血脂非常显著的改变；不具有内源性拟交感活性的高选择性β阻滞剂，如美托洛尔、阿替洛尔、倍他洛尔对血脂的不良影响次之；具有内源性拟交感活性的非选择性β受体阻滞剂心得安对血脂的不良影响更小；而具有内源性拟交感活性的心脏选择性药物塞利洛尔对高脂血症和正常血脂的高血压患者，均有改善血脂的作用。非选择性β受体阻滞剂升高甘油三酯、胆固醇的机理可能是阻断儿茶酚胺所致的脂类分解，非选择β阻滞剂还能减少肝脏中高密度脂蛋白的生成，增加甘油三酯和胆固醇的合成，因而使血浆中极低密度脂蛋白增加。

（3）糖皮质激素与促肾上腺皮质激素　此两种药目前应用较广，短期应用对人体无明显影响，但若长期大量应用，可使甘油三酯、总胆固醇和极低密度脂蛋白胆固醇上升。（详见肾上腺皮质激素对血脂影响是什么？）

（4）抗癫痫药物　癫痫是神经内科常见的发作性疾病，据世界卫生组织估计全球癫痫患者数达5000万，接受抗癫痫药物治疗是最常见且有效的治疗方式，且需要长期坚持用药。研究发现卡马西平、苯妥英钠及丙戊酸钠是最常见的引起血脂异常的抗癫痫药物，其中卡马西平升高血浆胆固醇作用最明显。丙戊酸钠会导致总胆固醇（TC）、高密度脂蛋白胆固醇（HDL-C）及低密度脂蛋白胆固醇（LDL-C）水平的增加。卡马西平会增加TC的水平，同样的也增加了TG、HDL-C及LDL-C的血清水平。苯妥英钠会降低TC血清水平，但是会增加TG及LDL-C的血清水平。这些抗癫痫药物通过影响血脂水平而增加患者发生血管动脉粥样硬化的风险，这些药物应该成为临床医生的关注点。长期接受抗癫痫药物治疗的患者应该注意进行血脂异常的筛查，以便进行及时的药物管理，从而扭转一些不良影响。

（5）非典型抗精神病药（AAPs）　非典型抗精神病药包括氯氮平、奥氮平、利培酮、喹硫平、阿立哌唑、齐拉西酮等药物，它们与传统抗精神病药物相比，具有作用谱广、疗效好、安全性好等优点，能提高患者的生活质量，在目前临床上均属于首选药物。长期服用AAPs可以通过不同途径引起患者的脂质代谢紊乱，从而引起血脂异常。研究表明，氯氮平、奥氮平、利培酮及喹硫平均引起TG升高，程度由强到弱依次为：氯氮平>奥氮平>喹硫平>利培酮，并且药物剂量与TG水平有明显正相关。4种药物对HDL-C水平都有降低作用，降低程度由强到弱依次为：氯氮平>奥氮平>利培酮>喹硫平。另外，4种药物对胆固醇都有升高趋势，但差异无显著性。目前针对AAPs所致血脂异常所采取的措施包括及时监测、药物干预和非药物干预。其中，西药干预主要为调脂药，非西药干预为生活方式干预、认知行为干预和中医治疗等方面。尤为重要的是，在患者服用药物之前详细询问病史、家族史，服药期间及时监测并调整饮食结构和生活方式。

（6）避孕药　口服避孕药对脂代谢的影响与雌孕激素的剂量及类型有关。低剂量的雌激素可升高HDL-C、TG水平，降低LDL-C水平，而大剂量的雌激素可能产生不利作用，导致HDL-C降低。含有19-去甲基睾酮衍生物的孕激素的避孕药通常表现出雄激素样活性，拮抗雌激素的作用，诱导血脂成分发生变化，降低 HDL-C、TG 水平，升高 LDL-C 水平，从而增加患心血管疾病的风险；而 17α-羟基孕酮衍生物及 17α-螺甾内酯类衍生物（屈螺酮）无雄激素样活性或轻微雄激素样活性，对脂代谢的影响小，对心血管具有保护作用。因此，可以加大对女性朋友关于口服避孕药知识的宣传力度，降低国人对激素类药物的误解，提倡女性选择含雄激素活性较小的、孕激素为主的口服避孕药，并在专科医生的指导下正确用药，定期监测血脂，及时发现异常并进行治疗。

临床上还有其他一些常用药物如胰岛素、干扰素、左旋多巴、维生素 D 等也有使血脂升高的作用，应予以高度重视。

利尿剂对血脂有哪些影响？

利尿剂是广泛用于抗高血压初始治疗的药物，也可用于治疗充血性心力衰竭。此类药物虽然有效而且耐受良好，但一些研究证明，利尿剂（噻嗪类、噻嗪样利尿剂氯噻酮和髓袢利尿剂）对血脂代谢有害。短程治疗研究表明，氢氯噻嗪、氯噻酮治疗 1 年以内，可使血清总甘油三酯和 VLDL-C 水平增加 30%，使总胆固醇和 LDL-C 水平增加 10%~20%，这些变化也见于长程治疗。噻嗪类和噻嗪样利尿剂如美托拉宗和吲达帕胺对血清脂质水平也有明显的长程影响。噻嗪类利尿剂使 LDL-C 水平增加 6%~20%，利尿剂治疗似不明显影响 HDL-C。大剂量利尿剂可使胆固醇水平成比例增加，总胆固醇水平增加，继以 LDL-C 水平增加。利尿剂引起 VLD-C 和甘油三酯分泌增加，被认为是由于利尿剂治疗时继发性高胰岛素血症和反调节激素（皮质醇、生长激素和儿茶酚胺）的过度分泌，这些激素损害了葡萄糖的清理，引起代偿性血清胰岛素浓度增加。已知胰岛素能刺激甘油三酯合成，儿茶酚胺也增加肝胆固醇的合成；这些胆固醇最终同甘油三酯和 VLDL-C 一起由肝分泌。

肾上腺皮质激素对血脂影响是什么？

长期使用糖皮质激素可引起高脂血症，持续时间和糖皮质激素的累积剂量是血脂异常发生的最主要因素。其原因是高皮质激素血症使胰岛素分泌增加，高胰岛素血症引起肝脏分泌极低密度脂蛋白增加，游离脂肪酸可用性增加，促进脂肪细胞摄取葡萄糖合成脂肪，脂蛋白脂肪酶活性减低而抑制脂肪分解促使甘油三酯增高。此外，糖皮质激素能使甲基羟戊二酰辅酶A还原活性降低，促使胆固醇的合成增加而升高胆固醇的浓度。

糖皮质激素能升高甘油三酯和高密度脂蛋白水平。研究表明泼尼松可使总胆固醇水平升高17.5%，使女性甘油三酯水平升高，使低密度脂蛋白胆固醇升高10.9%，使高密度脂蛋白胆固醇升高6.8%。泼尼松通过增加极低密度脂蛋白胆固醇和高密度脂蛋白胆固醇合成而升高健康男性的极低密度脂蛋白胆固醇和高密度脂蛋白胆固醇水平，其最可能机制是增加胰岛素抵抗性。虽然高密度脂蛋白胆固醇升高，但高密度脂蛋白胆固醇的主要蛋白成分载脂蛋白A1和载脂蛋白A2不升高。长期大剂量使用糖皮质激素，还能使脂肪重新分布，形成向心性肥胖。

但也有学者观察到糖皮质激素的治疗效果对原发性肾病综合征（PNS）患者的血清脂质有明显影响，治疗效果好者血清脂质有明显下降，治疗效果差者则无明显下降。糖皮质激素降低PNS患者血脂的机制与其通过抗炎及免疫抑制作用，使肾脏病变减轻，尿蛋白漏出减少，人血白蛋白上升，血浆胶体渗透压上升，从而使肝脏合成脂质减少有关。因此，糖皮质激素的降脂作用是间接的，它的关键作用是阻断了尿蛋白丢失这一主要环节，从而纠正机体一系列病理生理改变，使继发性高脂血症得到控制。

哪些疾病易引起高脂血症？

已知有许多疾病可引起血浆脂蛋白代谢紊乱（表1-3），如不详细检查，则其原发疾病常被忽略。

表1-3 继发性高脂血症的常见原因

原因	血浆胆固醇升高	血浆甘油三酯升高
甲状腺功能减退	+	—
糖尿病	—	+
肾病综合征	+	+
肾功能衰竭	—	+
阻塞性黄疸	+	—
糖原贮积病	—	+
多发性骨髓瘤	+	+
神经性厌食	+	—
生长激素缺乏	+	—
脂肪萎缩病	—	+
急性卟啉症	+	—

（1）糖尿病与高脂蛋白血症 在人体内糖代谢与脂肪代谢之间有着密切的联系，临床研究发现，约40%的糖尿病患者可继发引起高脂血症。血糖控制不佳者血脂异常尤为明显，表现为TG水平升高，LDL-C水平正常或轻度升高，HDL-C水平降低。高甘油三酯血症是糖尿病患者最常见的血脂异常症状。

一般情况下，1型糖尿病患者TG增高的原因主要是胰岛素绝对缺乏，使脂蛋白脂肪酶活性降低，减弱了对TG的清除。上述代谢异常，经胰岛素治疗后可好转。

2型糖尿病患者胰岛素抵抗使脂肪组织脂解作用增强，循环中游离脂肪酸的含量增加，刺激肝脏富含TG的脂蛋白的产生。与1型糖尿病相比，2型糖尿病患者更易发生脂代谢紊乱。临床观察资料表明，这类糖尿病患者有不少症状并不明显，而仅仅由于出现冠心病、卒中或其他周围血管病变以及高脂血症前来就诊，做进一步血糖检查时才被发现。因此，2型糖尿病、肥胖症、高脂血症和冠心病是中老年人中最常见的一种综合征，称为代谢综合征。在控制体重和限制糖类（如糖类化合物等）摄入后，这类患者的血脂异常会得到一定程度的改善。

（2）肾病综合征　该病患者蛋白质从尿液中大量丢失，刺激肝脏脂蛋白合成增加。脂蛋白脂肪酶活性促进因子随尿液漏出，使脂蛋白脂肪酶活性下降，导致富含TG的脂蛋白如VLDL-C的代谢受阻。肝脂肪酶活性下降引起中间密度脂蛋白胆固醇的清除减少和高甘油三酯血症。有报道称，成人肾病综合征患者中52%合并高脂血症，其中血浆TC水平升高的比例为20%，LDL-C水平升高的比例为55%，VLDL-C升高占30%。肾病综合征患者脂蛋白A明显升高，可达正常人的3~5倍。原发病的治疗会在一定程度上改善血脂水平。继发于肾病综合征的高脂血症会加重高凝倾向，因此对这类患者而言，降脂治疗非常重要，可以有效防治高凝导致的栓塞并发症。

（3）超重与肥胖　二者均为脂质代谢异常的危险因素，肥胖与超重者血脂异常的共同特点是TG、TC、LDL-C增高，HDL-C降低。需要注意的是，腹型肥胖比皮下型肥胖者更易合并脂代谢异常。AHA/ACC/TOS《成人超重与肥胖管理指南》强调，减重可以有效改善血脂异常，体重每降低3kg，TG至少降低15mg/dl；减重5~8kg，LDL-C平均降低5mg/dl，HDL-C平均升高2~3mg/dl。目前，临床常在饮食、生活和运动干预的基础上联合应用降脂药物来调节血脂异常代谢。

饮食对血脂有什么影响？

饮食对血脂的影响包括两方面：一方面是饮食的量，另一方面是饮食的成分。食量对甘油三酯水平的影响较大，而食物的成分对血浆胆固醇浓度有明确的影响。食物中胆固醇和饱和脂肪酸含量对血脂浓度有较大的影响。一般西方国家的人群摄入胆固醇量为400mg/d，而低胆固醇人群的摄入量为200mg/d左右。胆固醇摄入量从每日200mg/d增加至400mg/d，可升高血胆固醇0.13mmol/L（5mg/dl）。其机制可能与肝脏胆固醇含量增加，低密度脂蛋白受体合成减少有关。典型的西方人所摄入的饱和脂肪酸大约占每日总热量的14%，而理想的量应为7%。一般认为饱和脂肪酸摄入量占总热量的14%，可致血胆固醇浓度升高约0.52mmol/L（20mg/dl），其中多数为低密度脂蛋白胆固醇。

有资料表明，饱和脂肪酸抑制低密度脂蛋白受体活性。虽然其确切机制尚不清楚，但可能与下列5个方面有关：①抑制胆固醇酯在肝内合成；②促进无活性的非酯化胆固醇转入活性池；③促进调节性氧化类固醇形成；④降低细胞表面低密度脂蛋白受体活性；⑤降低低密度脂蛋白与低密度脂蛋白受体的亲和性。

食物中，肉、动物内脏、蛋、乳类主要含饱和脂肪酸和大量的胆固醇，过多摄入后使血液中甘油三酯和胆固醇的合成增加，促进高脂血症的发生和发展。而植物油类食物含有油酸、亚油酸、亚麻酸等单不饱和脂肪酸和多不饱和脂肪酸（亚油酸、亚麻酸），可以降低血清中甘油三酯和低密度脂蛋白胆固醇水平。

膳食中单不饱和脂肪酸主要是油酸，可以降低血清胆固醇。食用油中，油酸含量以橄榄油最高，可达84%，其次是花生油，含量56%，玉米油含49%，芝麻油含45%。亚油酸主要存在于植物油中，葵花籽油含量达66%，其次是大豆油，达51%，芝麻油含量为41%。

食物中亚麻酸主要来源于富含油脂的鱼类，多存在于鳕鱼、鲱鱼、鲑鱼等深海鱼类的内脏中。植物油中含量极少，仅大豆油中含6.5%。亚麻酸有降低血甘油三酯及升高血高密度脂蛋白胆固醇的作用。

糖类化合物主要存在于谷物类食品和精制糖中。谷类主要含有淀粉，如食用过多超过人体需要，可促进脂肪的合成，引起血甘油三酯升高。

蔬菜除含有丰富的维生素和微量元素外，其中的植物纤维可促进排便和胆固醇的排除，减少胆固醇的吸收，加快低密度脂蛋白的清除。

茶叶中的茶色素有降低胆固醇、调节脂代谢及抗凝、促纤溶的作用。绿茶含有各种营养素、维生素、微量元素，调脂作用也优于红茶。少数报道认为喝咖啡可使血甘油三酯升高。

运动和体力活动对血脂有什么影响？

大量的研究表明，运动和体力活动能够消耗体内大量的能量，既可以降低血胆固醇和甘油三酯的含量，又可以提高高密度脂蛋白胆固醇的水平，甚至可使部分 I 型和 V 型高脂蛋白血症患者的电脉图谱正常化。因此，运动和体力活动对增强体质、预防动脉粥样硬化的发生是非常有益的。体育锻炼能够预防冠心病的奥秘就在于，它能提高体内高密度脂蛋白胆固醇的水平。但是应注意选择运动的种类，运动量要逐渐增加，并要持之以恒，以保证运动能使其血脂和脂蛋白水平朝着有利于健康和防止冠心病的方向发展。

进行一次连续几小时的耐力有氧运动后，血甘油三酯和总胆固醇的浓度基本上未发生变化，直到运动后24小时的恢复期中血甘油三酯的浓度才出现显著降低，并可连续保持几天之久。如果运动时间特别长，在运动后可以观察到血甘油三酯和总胆固醇浓度都有降低，其中高密度脂蛋白胆固醇略见升高，低密度脂蛋白胆固醇和极低密度脂蛋白胆固醇浓度下降。如果连续几天进行长时间的耐力运动，再结合限制膳食中的热量摄取，可以见到血甘油三酯浓度明显降低，降低程度和运动量大小及运动前血甘油三酯原有水平相关。耐力运动中消耗大量热能，脂肪在运动中被充分水解、动员和利用。

心功能增强可以使体内调节脂蛋白代谢的3种重要酶的活性发生变化，进而影响脂蛋白代谢。这3种酶是脂蛋白脂肪酶、肝脂肪酶和卵磷脂胆固醇酰基转移酶。耐力运动员体脂百分率比一般人明显减少，优秀男运动员体脂百分率为5%左右，女运动员为10%左右，脂肪细胞的平均直径也比非运动员显著减小。脂肪细胞对儿茶酚胺的敏感性增高，在运动时可以更好地促进脂肪水解动员和利用。脂肪细胞对胰岛素的敏感性也增高，合成脂肪的能力也增强了。一般在进行耐力训练4个月后激素对脂代谢的影响达到最大值，在停止训练后4天又恢复到训练前的水平。所以，要想通过耐力运动来影响体内的脂代谢从而对健康产生良好的影响，进行经久不懈的锻炼是十分必要的。

高脂血症患者加强运动锻炼是积极的防治措施，健康人，特别是身体偏胖者也应加强运动锻炼以预防高脂血症的发生。但必须提醒大家注意，运动锻炼虽然有百利而无一害，但它并非万能。近来大多数研究认为，不改变饮食结构，单纯运动，并不能显著降脂。如果两者结合再配以合适的药物治疗，定能有效控制血脂水平。

饮酒也会引起血脂升高吗？

酒中含有乙醇，对肝脏代谢可产生一系列影响。饮酒可使血高密度脂蛋白胆固醇升高，但同时也使清甘油三酯水平升高。目前认为少量饮酒（每日摄入酒精20~30g，或白酒不超过50g）可能无害，但不提倡用饮酒来提高血高密度脂蛋白胆固醇水平以预防冠心病，也不鼓励用饮酒来治疗低水平的血高密度脂蛋白胆固醇患者，更不可低估嗜酒对身心健康的危害。

饮酒对血脂代谢的影响，主要有以下两个方面。

（1）饮酒对高密度脂蛋白胆固醇水平的影响　许多研究表明，酒精可升高血高密度脂蛋白胆固醇水平及其亚组分高密度脂蛋白2-胆固醇水平。高密度脂蛋白2-胆固醇具有将周围组织细胞的胆固醇转运到肝脏进行分解代谢和排出的功能。有关饮酒能升高血高密度脂蛋白胆固醇的确切机制尚不清楚，多数认为可能与酒精对促进高密度脂蛋白胆固醇在肝脏合成和代谢的脂蛋白脂肪酶的活性有关。

（2）饮酒对甘油三酯水平的影响　酒精除提供更多热量外，还可刺激脂肪组织释放脂肪酸，使肝脏合成甘油三酯和极低密度脂蛋白胆固醇增加，并使极低密度脂蛋白胆固醇及乳糜微粒从血中清除速度减慢，引起血甘油三酯水平升高。

此外，关于饮酒对血总胆固醇和低密度脂蛋白胆固醇的影响，仅有少量报道饮酒可使血总胆固醇、低密度脂蛋白胆固醇水平轻度下降。

关于酒的种类，多数认为葡萄酒特别是红葡萄酒有升高高密度脂蛋白胆固醇水平的作用，对冠状动脉有保护作用。而烈性酒对人体危害性较大。尽管饮酒可提高高密度脂蛋白胆固醇水平，但不主张血低水平高密度脂蛋白胆固醇患者以饮酒作为其治疗选择。因为饮酒引起血高密度脂蛋白胆固醇水平升高的同时也使血甘油三酯水平升高。

大量饮酒，特别是长期酗酒会使血脂升高，对健康极为不利。有酒癖者，最好控制酒量，每天啤酒不过350g（7两），红酒以150g（3两）为度，若是白酒则50g（1两）足矣，这对血脂可能还有一定的调节作用，而不致损害健康。有高血压、肝、脑、肾等疾病的患者以及长期服用阿司匹林者，需特别注意，不饮为宜。

吸烟对血脂的影响是什么？

众所周知，吸烟危害人类健康，这是因为烟草中含有多种有害物质，尤其是引起癌症与心血管疾病的物质。与冠心病发生有关的化学物质有10余种，其中主要是尼古丁和一氧化碳，这些物质对心血管系统有以下几方面的危害性：首先影响血脂代谢，使有益的高密度蛋白胆固醇降低，对能维持动脉壁正常功能的内皮细胞有损害作用（完整的内皮细胞具有维持血管内壁的光洁度、防止动脉粥样斑块形成、调节血管缩舒等功能）；使心率与心输出量增加，还可促使血管收缩而使血压升高，这些均使心脏负担增加；使血小板聚集率增加及循环中纤维蛋白酶原增加而致血液黏滞性增加。吸烟是冠心病、心肌梗死的重要危险因素，更是血脂代谢障碍的影响因素。吸烟者血甘油三酯含量比不吸烟者高10%~15%。如吸烟者同时伴有高脂血症和高血压，则冠心病的发病率可增加9~12倍。开始吸烟的年龄越早，每天吸烟支数越多，则危险性越大。

根据研究及流行病学调查发现，吸烟对血脂代谢的影响如下：①升高血总胆固醇水平：流行病学调查研究发现，吸烟者血总胆固醇水平较不吸烟者高，两者有显著的差异，总胆固醇升高的程度与吸烟多少呈正相关。而且血中一氧化碳血红蛋白浓度也升高达10%以上，推测血清总胆固醇水平高可能与血中一氧化碳浓度有关。②降低血清高密度脂蛋白胆固醇：资料显示吸烟与血清高密度脂蛋白胆固醇水平呈负相关。吸烟者与不吸烟者相比较，两组有显著差异，其发生机制可能与一氧化碳抑制肝细胞线粒体合成高密度脂蛋白胆固醇有关。③促进低密度脂蛋白胆固醇的氧化：研究显示一氧化碳能增加低密度脂蛋白对氧化作用的敏感性而形成氧化低密度脂蛋白，直接影响动脉粥样硬化的形成和发展。因此，吸烟对高脂血症、动脉粥样硬化性心脑血管疾病患者有很大的危害，宜戒烟。

经过大量流行病学研究，现已公认，吸烟作为冠状动脉粥样硬化的主要危险因素是可逆的，停止吸烟，危险程度迅速下降，戒烟1年，危险度可降低50%，甚至与不吸烟者相似。如前所述，吸烟与血高密度脂蛋白胆固醇水平负相关，但停止吸烟1年，血清高密度脂蛋白胆固醇可增至不吸烟者水平。需特别指出的是，被动吸烟者血清高密度脂蛋白胆固醇水平也可下降，总胆固醇水平也可升高，对此应给予足够重视。因此，戒烟不但利己，而且利民。

肥胖的人血脂一定高吗？

肥胖人的脂肪代谢特点是：血浆游离脂肪酸升高，胆固醇、甘油三酯等血脂成分普遍增高，说明脂肪代谢紊乱。肥胖人的血浆胆固醇水平在5.2mmol/L以上的占55.8%。男子在60岁以后，女子在50岁以后，血浆胆固醇水平都将显著升高。

患肥胖病时，机体对游离脂肪酸的动员利用减少，血中的游离脂肪酸积累，血脂含量升高。糖类化合物引起的高甘油三酯血症的患者容易肥胖。当这类患者进食的糖类化合物较多或正常时，血浆的甘油三酯升高；而减少糖类化合物的摄入量，高脂血症可好转甚至消失。同样，体重下降也能使这些患者的血浆甘油三酯下降至正常水平。血浆胆固醇和甘油三酯的水平与肥胖程度成正比。血脂水平的下降对于防止动脉粥样硬化及冠心病都具有重要意义。所以肥胖者控制饮食、减轻体重是十分必要的。

肥胖者通常血脂含量比正常人高，且肥胖者血脂超出正常范围的概率比非肥胖者高1倍以上，而且随着肥胖程度的增加，血脂含量也愈来愈高，这也就是为什么肥胖者容易患动脉粥样硬化、高血压、冠状动脉疾病的原因，而减肥对降血脂有很明确且直接的关系。反之，服用降血脂药，也对减肥有所帮助。

值得注意的是，引起血脂升高的原因很多，包括遗传和多种环境因素，体重只是众多因素之一，但不是惟一决定性的。由于遗传、代谢和环境因素的作用，较瘦的人同样可存在脂质代谢异常，引起血脂升高，说明血脂高低与人的胖瘦并无必然的关系。例如家族性高胆固醇血症是一种常染色体显性遗传性疾病，尽管患者并不肥胖，但由于体内低密度脂蛋白清除障碍，以致血浆总胆固醇和低密度脂蛋白胆固醇水平比正常人高出许多。说明较瘦的人血脂不但可以升高，而且还可能升高得相当明显。

甲状腺功能减退会引起血脂升高吗？

甲状腺激素在脂代谢中主要影响脂肪合成、动员以及分解，因此，甲状腺激素能影响血脂水平。当甲状腺激素不足时，虽然血清中血脂合成降低，但其排泄速度更低，故使血清中血脂浓度增加。也就是说甲状腺功能减退症患者脂质的合成、动用和降解均降低，但以后者为主。甲状腺功能减退症病程迁延，病久后可出现明显的脂质代谢紊乱，降解血脂作用减弱，进而出现高脂血症。

甲状腺功能减退容易发生于老年人及女性，一般起病隐匿，进展较慢，以畏寒、乏力、嗜睡、迟钝、纳少、腹胀及心血管损害为突出表现，全身处于低代谢状态。甲状腺功能减退时，肝脏LDL受体数量和活性下降，造成血清LDL-C的清除延迟和体内LDL依赖受体的降解途径受损，使患者肝脏中胆固醇向胆汁酸转化减慢，最终导致血中LDL-C水平升高。因此，甲状腺功能减退患者的血脂异常多表现为单纯高胆固醇血症，且原发性甲状腺功能减退较继发性甲状腺功能减退更明显。美国甲状腺协会推荐所有高胆固醇血症患者做甲状腺功能筛查，以期早发现并干预甲减。

血浆甘油三酯在甲状腺功能减退时，可增加、正常或减少，这可能与病情的严重程度有关，病情较重的患者常有甘油三酯升高。甲状腺功能减退时，内源性和外源性脂肪清除受到抑制，甘油三酯部分分解代谢率下降为正常人的一半。患者体内脂蛋白脂肪酶活性下降可能是血浆甘油三酯升高的主要原因之一。

甲状腺激素对高密度脂蛋白胆固醇的作用尚不十分清楚。相关的临床报道也不一致，有报道甲状腺功能减退时血浆高密度脂蛋白胆固醇水平升高，也有报道称甲状腺功能减退时血浆高密度脂蛋白胆固醇水平下降。最近国外有研究认为，在严重的甲状腺功能减退患者中，高密度脂蛋白胆固醇的水平甚至是升高的。

甲状腺功能减退患者往往合并舒张期高血压，且有血脂障碍，更加容易发生动脉粥样硬化。一般来说，甲状腺功能减退所致的血脂代谢紊乱是可逆的。甲状腺功能减退患者使用甲状腺激素替代治疗，对脂质代谢的调节作用可使血脂异常逐渐改善。所以针对甲状腺功能减退所致血脂异常，甲状腺激素替代治疗本身即可达到纠正血脂代谢紊乱的目的。

血脂与肾脏疾病有何关系？

医学研究证明，高血脂可导致动脉粥样硬化性肾动脉狭窄，进而发生肾性高血压、肾功能不全、尿毒症。国外的一组尸检报告发现动脉粥样硬化性肾动脉狭窄的发生率为27%，其中70岁以上的人群中发生率为62%。另外，高血脂也是慢性肾小球疾病发生和发展的一个重要因素。临床和实验研究表明，高脂血症可以导致脂质在肾沉积、炎症细胞浸润、肾固有细胞增生和损伤、细胞外基质积聚及泡沫细胞形成。肾小球损害最终进展为肾小球硬化，其特征变化是系膜细胞增殖、单核和（或）巨噬细胞浸润所致的系膜区细胞数增多及系膜基质增厚。许多高脂血症患者在肾小球被高血脂损害的情况下，并无明显不适感觉，直到肾小球损伤到一定程度患者才开始有症状，而此时肾小球已基本损失了50%，也就是说两个肾脏已经少了一个。这种潜存的肾伤害作用对人体威胁极大，严重者可导致肾功能衰竭、尿毒症。及早采用调脂疗法，控制血脂水平，是扼制高血脂这一"隐性杀手"最积极、有效的措施和手段，从而可以从根本上防止肾脏疾病的发生和发展。

很多肾脏疾病可伴发血脂代谢紊乱，肾病综合征尤其明显。肾病综合征的高脂血症发生率约为70%，偶见严重的肾病综合征不伴高脂蛋白血症，如系统性红斑狼疮和淀粉样变。高脂血症是肾病综合征临床四大特征之一，其程度常与蛋白尿程度及血中白蛋白浓度降低相关，此外还与患者年龄、膳食、肾功能状态、皮质激素应用等多种因素有关。肾病综合征患者血浆甘油三酯、总胆固醇、极低密度脂蛋白胆固醇和低密度脂蛋白胆固醇水平均可升高；而高密度脂蛋白胆固醇可以升高、正常或下降。肾病综合征患者的血浆脂蛋白谱异常在疾病缓解期可持续存在或恢复正常，易复发的病例有更高的总胆固醇浓度。肾病综合征的高脂血症是由脂蛋白降解障碍和合成过多双重机制引起。当尿蛋白量少时，以降解障碍为主，而当尿蛋白量超过每天10g时，则脂蛋白合成增多成为主要机制。对合并高脂血症的肾病患者进行降脂治疗无疑是有益的。已有临床研究观察到，他汀类药物不仅对肾病性高脂血症有良好的降脂效果，而且还能明显地降低肾病综合征患者的蛋白尿，有利于肾病恢复。

随着我国人口老龄化程度加剧，成人慢性肾脏病（CKD）的患病率也在不断增加。慢性肾脏病患者常常合并高脂血症，原因主要是随着肾功能的下降，伴随而来的蛋白尿，继而出现低蛋白血症等，引起肝脏代偿性合成血脂增加，导致血脂增高。早期，多数患者表现为甘油三酯升高和高密度脂蛋白胆固醇的降低。随着疾病的发展，长期的血脂异常又会加重肾脏损伤，高胆固醇还可导致胆固醇栓塞性肾病，造成肾脏供血动脉的阻塞使患者的肾功能进一步下降，特别是低密度脂蛋白胆固醇的升高，跟慢性肾脏病患者的不良预后密切相关。临床有充分的证据表明低密度脂蛋白胆固醇升高明显增加患者的心脑血管风险。

维生素与血脂有何关系？

对血脂代谢可能有影响的维生素主要是维生素C和维生素E。

（1）维生素C　体内维生素C的总库存量及在血中的浓度与摄入量有关，也受年龄、性别、代谢及病情差异等多种因素影响（如中老年低于青少年，男性低于女性，吸烟或糖尿病患者低于不吸烟或无糖尿病者等等）。体内每日分解代谢的维生素C量为34~62mg。因各国人民的饮食成分与习惯不同，推荐每日维生素C摄入量也有差异，中国营养学会推荐我国成人每日必要摄入量为60~100mg。维生素C对血脂的影响可能机制如下：①促进胆固醇降解，转为胆汁酸，从而降低血清总胆固醇水平；②增加脂蛋白脂肪酶的活性，加速血清极低密度脂蛋白胆固醇及甘油三酯降解，从而降低血清甘油三酯水平。维生素C又是一种重要的生理性抗氧化剂，能保持巯基酶的活性和谷胱甘肽的还原状态，在生物水溶性腔隙中发挥很强的抗氧化性。在对抗由自由基引发的脂质过氧化反应中发挥重要作用。已知脂质过氧化反应可能是促使动脉粥样硬化形成的因素之一。因此，体内维生素C缺乏可导致脂质过氧化反应增强。虽然维生素C对调节血脂的作用尚不稳定，但其在防治动脉粥样硬化中的作用已受到人们的重视，对体内维生素C水平较低或缺乏维生素C的老年人，适量补充维生素C对防治冠心病可能是有益的。维生素C不能在体内合成，必须从食物中摄取，或用维生素C制剂补充。绿叶蔬菜和新鲜水果中均富含维生素C。维生素C易溶于水，不耐热，在空气中易氧化，遇碱性物易被破坏，在食品加工时要注意这些特性，以避免或减少维生素C的丢失。

（2）维生素E　维生素E（也称生育酚）存在于动物或植物脂肪中，对人类的生物学功能尚不完全清楚，可能在细胞膜脂类的过氧化反应中起抑制作用。维生素E与水溶性的维生素C不同，是脂溶性抗氧化剂（自由基清除剂）。

近年来大量研究表明，动脉粥样硬化的发病及严重程度，皆与血清低密度脂蛋白胆固醇、低密度脂蛋白水平的增高、低密度脂蛋白的颗粒大小，以及低密度脂蛋白是否被修饰有关。低密度脂蛋白在体内经过化学（乙酰化或与丙二醛结合）、过渡金属离子（Fe^{3+}、Cu^{2+}）或脂加氧酶的氧化（自由基）修饰，产生氧化修饰的低密度脂蛋白（氧化低密度脂蛋白）。一方面，氧化低密度脂蛋白易被巨噬细胞高效识别和摄取，因而使堆积大量胆固醇的巨噬细胞转变形成泡沫细胞；另一方面，氧化低密度脂蛋白又削弱了高密度脂蛋白介导的胆固醇从周围组织向肝的逆运转，不利于泡沫细胞的消退。这两方面的作用均有利于动脉粥样硬化的形成。

此外，在低密度脂蛋白氧化修饰过程中，体内具有抗氧化功能的维生素E水平逐渐降低。推测给予维生素E既可补充在低密度脂蛋白氧化修饰过程中维生素E的丢失，又能增强低密度脂蛋白的抗氧化能力，减少氧化低密度脂蛋白的产生。据报道，给予维生素E可延缓动物动脉粥样硬化病变的形成；缺乏维生素E的家兔，10周内血清总胆固醇水平可升高60%，其中主要是低密度脂蛋白胆固醇和极低密度脂蛋白胆固醇增高；给予因喂食胆固醇而形成的高胆固醇血症的家兔大剂量维生素E，4周后血清胆固醇水平开始下降，8周可降低50%。此外，维生素E可能影响参与胆固醇分解代谢的酶的活性，有利于胆固醇的转运与排泄，从而对血脂水平起调节作用。研究发现维生素E、维生素C、维生素B_2联用，取得抗氧化和调节血脂的协同作用的效果，提示有可能用较低剂量的药物联用，有比大剂量的单一用药更为高效而安全的应用前景。

微量元素与血脂有何关系？

微量元素是指其量极微，但对生命是必不可少的元素。通常包括：锌、硒、碘、铜、铬、锰、镁、钴、镉、氟、钼、铅等。微量元素通过激活或抑制生物酶的活性而对机体许多生物学过程产生重要影响。微量元素可能从以下6方面影响血脂代谢。

（1）锌（Zn）对血脂的影响　锌在人体中含量为2~3g，以辅酶形式存在，对机体代谢起着广泛的调节作用。锌参与代谢的途径：①作为合成或激活体内多种酶的主要成分（如碱性磷酸酶、乳酸脱氧酶等）；②与一些非酶的有机分子配合基形成复合物，并对其结构构型产生影响。中国营养学会推荐的每日锌摄入量成人为15~20mg。大量流行病学研究证明，饮用硬水人群血清锌水平降低，可能与硬水中含钙（Ca^{2+}）和镁（Mg^{2+}）多，锌与钙形成复合物有关，所以高脂血症患者不宜饮用生水。此外，增加膳食中钙含量会使骨中锌沉积增加（锌从肝向骨转移），也引起血清锌水平降低，所以高脂血症患者应避免食用过多高钙食品。膳食中过多摄入精制食品造成胃肠外营养锌摄入量不足、嗜酒、肝硬变、胃肠疾病等均可影响锌的代谢吸收或使体内丢失的锌增加，从而导致缺锌症。大量的实验研究证实，缺锌可引起动物模型大白鼠的血清总胆固醇、低密度脂蛋白胆固醇的明显升高和高密度脂蛋白胆固醇的降低。有研究发现缺锌导致机体清除自由基的能力下降，脂质过氧化的能力加强。

（2）铜（Cu）对血脂的影响　铜在生物代谢的某些酶中起催化作用，凡依赖于铜的酶都是金属蛋白酶（如细胞色素C氧化酶、超氧化物歧化酶），以金属蛋白酶的形式参与体内亚铁（Fe^{2+}）变为高铁（Fe^{3+}）的氧化反应。人类血浆中正常的铜含量约为$100\mu g/dl$，成人每日摄入量应为2~3mg。动物实验研究发现，缺铜的动物体内血清总胆固醇水平升高。在遗传性铜转运紊乱（Menkes综合征）的患者体内，铜含量严重低下，而血清低密度脂蛋白异常升高，这也说明铜对血脂代谢有一定影响。由于肝在铜代谢中的调节作用，通常不会发生铜缺少，但对腹泻、吸收不良并伴有低蛋白血症，或接受胃肠外营养者，可产生铜缺乏。膳食中的氨基酸和新鲜植物组分，有助于铜的吸收，若过量摄入铜，可经胆汁排出。饮食中高浓度的铜可降低肠对锌的吸收，铜的吸收又受饮食中钼含量高的影响。

（3）锌/铜比值对血脂的影响　锌与铜在体内的吸收和转运过程中，相互竞争，相互抑制。锌可诱导肝脏合成与铜亲和力大于与锌亲和力的蛋白质（如富含半胱氨酸与巯基的蛋白质），结果导致铜与上述蛋白质大量结合，使体内游离的铜减少，及其与铜结合的酶的活性降低，引起血脂代谢异常。动物实验发现锌/铜比值增高可能影响脂代谢，但对此尚未取得公认，如有人对冠状动脉粥样硬化（CHD）患者测血浆 Zn、Cu 及脂蛋白，未发现锌/铜比值与脂蛋白水平的相关关系。

（4）铬（Cr）对血脂的影响 铬常以有机复合物形式存在，称为葡萄糖耐量因子，是葡萄糖和脂质代谢的必需微量元素，易被吸收。中国营养学会制定的中国居民膳食营养素摄入量里面，推荐儿童铬摄入量为每天 $10\mu g$，人体每天所需要的铬是 $50\mu g$。同时也规定了一个安全最大耐受剂量，儿童每人每天是 $200\mu g$，成年人是 $500\mu g$。铬存在于麦胚、麦皮、未精制多糖和酵母中。体内铬相对缺乏的原因通常有：①铬盐或其复合体在肠道碱性基质中仅能吸收0.5%；②精制的米、面、糖及脂肪可丢失大部分铬。进食精制的糖类化合物（蔗糖、葡萄糖等）仅能补充少量的铬，势必动用体内储存的铬到血浆中去，从而导致铬含量的净丧失。临床试验报道，给健康者服用氯化铬200mg/d，12周后，血清高密度脂蛋白胆固醇、高密度脂蛋白较对照组升高，而血清总胆固醇、甘油三酯下降。

（5）锰（Mn）对血脂的影响 锰是参与葡萄糖和脂肪代谢的多种酶的激活剂（如丙酮酸羧化酶、超氧化物歧化酶、葡萄糖酰基转移酶等），锰化铁也是合成鲨烯和胆固醇的甲羟戊酸激酶的辅因子。动物组织中锰的浓度与年龄的关系相当恒定。锰在组织中的恒定水平主要依靠排泄途径来调节和维持。成人体内锰的含量为10~20mg，推荐成人每日必需摄入量为2.5~5mg。研究发现，锰能抑制实验家兔的动脉粥样硬化病变的形成。缺锰与缺铬相似，会引起葡萄糖耐量降低及脂质代谢异常。在西方国家，锰与铬的缺乏均与长期进食精制的糖类化合物有关（如小麦磨成精粉可能丢失86%，精制米可丢失75%，精制糖可丢失89%的锰）。锰是体内多种酶的激动剂，参与人体的氧化磷酸化过程，影响糖和脂肪的代谢。临床研究表明锰能改善动脉硬化患者的脂代谢。

（6）硒（Se）对血脂的影响 硒是饮食中必需的微量营养素，作为硒蛋白的组成成分，恰当浓度的硒在抗氧化应激和血脂代谢方面起着重要的作用。硒在人体内无法合成，需要每天补充。按世界卫生组织要求：人体膳食中每日最低需求量为 $40\mu g$，而营养补充在 $50~250\mu g$ 为宜。

较多研究发现，高血清硒水平与高 TC 血脂、高 TG 血症和血脂异常的患病风险增加有关。机制可能有以下几点：首先，蛋白酪氨酸磷酸酯酶 1B（PTP1B）是一个关键酶，在促进脂肪酸合成和胰岛素信号的反向调节中起着重要的作用。动物实验研究证实，高水平的硒可以升高肝脏中 PTP1B 的浓度，导致 TC 的水平显著升高。其次，动物模型的研究表明，硒蛋白和脂蛋白代谢途径之间的相互依存性。硒蛋白 P 是最丰富的血清硒蛋白，是由大脑和睾丸通过载脂蛋白 E 受体产生的。小鼠基因敲除模型中硒蛋白的合成受损，导致血清胆固醇以及胆固醇生物合成、代谢和转运相关基因的改变提示了硒蛋白在脂蛋白生物合成中的调节作用。最后，硒与脂质代谢的关系与人体的胰岛素敏感性有关。硒蛋白的组成型表达破坏了胰岛素的信号，降低了胰岛素的敏感性。而胰岛素的敏感性和脂质累积有关，并且和体内的 TG 水平呈现负相关。

年龄、性别和职业与血脂都有关吗？

健康人的血脂含量会随着年龄的增加而有所改变，体重也会增加。这主要是因为低密度脂蛋白（LDL）受体随年龄增加而减退，LDL 分解代谢降低；又随着年龄增加，胆汁酸合成减少，使肝内胆固醇含量增加，又进一步抑制 LDL 受体的活性。所以，除体重因素外，年龄本身也可使血清胆固醇增高。人在出生时脐带血中总胆固醇、低密度脂蛋白胆固醇和甘油三酯均较低。6 个月后上升较快，青春期前上升较缓慢，成年期男女血脂水平随年龄增长而继续增高，直到 50~55 岁。国内的调查发现，足月新生儿的脐血胆固醇、低密度脂蛋白胆固醇和甘油三酯平均值约为 1.96mmol/L、1.0mmol/L 和 0.76mmol/L；2014 年全国调查发现胆固醇、低密度脂蛋白胆固醇和甘油三酯平均值升高到 4.70mmol/L、2.88mmol/L 和 1.49mmol/L。

中青年男性高脂血症的发病率明显高于女性，并且危害更加严重。雌激素是天然的血管保护剂，可以起到加速总胆固醇从体内清除、改善血管内皮细胞的功能、避免血脂沉积并且使血管扩张等作用。现代社会家庭中，还是以男主外为主，社会活动和应酬相对较多，吸烟饮酒、饮食过于油腻、睡眠不足等都是导致男性患高脂血症概率高的原因。绝经后的女性雌激素水平急速下降，对肝脏的抑制作用减弱，使高密度脂蛋白胆固醇水平降低，总胆固醇、甘油三酯、低密度脂蛋白胆固醇升高。这是老年女性脂代谢紊乱及冠心病发病率增加的主要原因。

在职业方面，不同职业的人血清脂质和脂蛋白水平也不相同。从事脑力劳动者的血清总胆固醇和甘油三酯含量较从事体力劳动者高，而高密度脂蛋白胆固醇水平则明显降低；城市居民的血清总胆固醇和甘油三酯含量又高于农民。

心理因素也会影响血脂吗？

国内流行病学调查发现，有些高脂血症的老年患者离退休后在药物和饮食习惯、生活方式不变的情况下，血脂浓度却明显下降甚至逐渐恢复正常，且血脂下降特点是稳定、持久的，并不是短暂的波动。显然其血脂浓度下降与离退休密切相关。

国内外冠心病普查资料表明，长期睡眠不佳、精神紧张、忧虑及时间紧迫均能影响血脂代谢。而离退休患者脱离了紧张的工作环境，血脂代谢障碍有可能得到纠正。

有文献报道，情绪紧张、争吵、激动、悲伤时均可增加儿茶酚胺的分泌、游离脂肪酸增多，而促使血清胆固醇、甘油三酯水平升高。抑郁会使高密度脂蛋白胆固醇降低。在动物实验中也观察到，对已形成高胆固醇血症的实验动物，每天给予安定及抚摸，结果其动脉粥样硬化病变形成范围明显减小。

由上可见，精神、情绪等心理因素对脂质有一定程度的影响，但其作用机制尚未阐明。

哪些人易患高脂血症？

（1）有高脂血症家族史的患者。

（2）肥胖者。

（3）中老年人。

（4）35岁以上长期大鱼大肉、高脂、高糖饮食者。

（5）绝经后妇女。

（6）长期吸烟、酗酒者。

（7）不爱运动者。

（8）患有糖尿病、高血压、脂肪肝者。

（9）生活无规律、情绪易激动、精神长期处于紧张状态者。

心态与血脂有什么关系？

美国科研人员最近公布的一项研究成果显示，遇到不顺利的事情，以冷静乐观的心态处理，能增加血液中对身体有益的"好胆固醇"——高密度脂蛋白胆固醇的含量。

俄勒冈州立大学和夏威夷大学的研究人员对716名平均年龄为65岁的男性进行了研究。被调查者在1周前均遇到不顺利的事情。在研究中，科研人员让他们描述自己遇到的最不顺利的事情，并让他们选择解决问题的26种积极或消极的方法。第二天，对被调查者进行空腹抽血检查。结果发现，在遇到不顺利的事情时，凡是采取敌对、抱怨、自我孤立心态处理问题的人，他们血液中的"好胆固醇"含量比较低；那些能以冷静乐观的心态面对逆境的人，他们的"好胆固醇"含量则比较高。"好胆固醇"能减轻动脉粥样硬化的程度。

实践证明，在压力面前心态越冷静乐观，越有助于"好胆固醇"的含量增加，并促使一种压力激素的水平降低，这对保护血管很有益处。

妇女绝经后容易发生脂代谢紊乱，为什么？

研究表明，绝经后妇女雌激素水平下降是血脂谱紊乱及冠心病发病率增加的主要原因。雌激素是天然的血管保护剂，人们已经在冠状动脉平滑肌细胞和不同部位的内皮细胞上检测到雌激素受体，雌激素通过增加内皮细胞中一氧化氮及前列环素的形成和释放，引起短暂的血管扩张；还通过一种依赖环磷酸鸟苷的机制开启特殊的钙离子通道，降低血管平滑肌的张力。雌激素能够增加乳糜微粒及极低密度脂蛋白在肝内的摄取及清除，促使低密度脂蛋白胆固醇被摄取及清除增加，促进载脂蛋白A1及高密度脂蛋白胆固醇的合成增加，使胆酸分泌增加，加速总胆固醇从体内清除，改善血管内皮细胞的功能，保护内膜，避免血脂沉积并且使血管扩张，抗脂质氧化，促进血管内舒缓因子一氧化氮之作用，改善心血管灌注作用。

绝经后卵巢合成和分泌雌激素逐渐减少，雄激素活性升高，肝脏对胰岛素的降解减弱，外周组织对胰岛素的结合与降解减少，由胰岛素介导的葡萄糖转运及肌肉内糖原的合成降低，从而引起胰岛素抵抗及高胰岛素血症。雌激素对肝脏脂酶的抑制作用减低，使高密度脂蛋白胆固醇水平降低，总胆固醇、甘油三酯、低密度脂蛋白胆固醇水平升高。

已有研究证明绝经后妇女服用雌激素可以一定程度上纠正异常的血脂代谢。大量研究显示，雌激素除影响血脂代谢外还通过其他途径对妇女心血管进行保护，如抑制内皮细胞过分增殖；使依前列醇生成增多，增强胰岛素的敏感性；使纤维蛋白溶解作用增强；增强乙酰胆碱介导的冠状动脉和外周血管舒张；使前收缩动脉松弛等作用，从而降低冠心病和其他心血管病的发病率。目前雌激素替代治疗（HRT）已在临床逐步应用，但利弊还存在较大的争论。尽管流行病学、观察研究和动物实验均观察到雌激素对心血管有保护作用，能增加骨密度预防骨质疏松，但雌激素也有增加乳腺癌的危险。美国闭经后妇女的一级预防试验结果表明，与安慰组相比，激素替代治疗组的总死亡率无差异。对已有冠心病的绝经后妇女，Herrington等发表的雌激素对冠状动脉粥样硬化进展的研究显示，HRT对动脉粥样硬化的进展与安慰组无差别。因此对HRT利弊的评价国内还需长期大规模随机的临床试验来论证。

季节对血脂也有影响吗?

国内学者研究提示,血脂的变化有明显的季节性。春节在2月份,即第一季度,有固定的假期,传统的合家团圆、共进美食的风俗,让人们选择进食大量肉类,而非季节水果、蔬菜进食较少,故胆固醇随季节变化十分明显。不同性别不同年龄阶段的人群均有共同规律,2月份为一年最高点,而7、8月正是夏季,水果、蔬菜多,体力消耗多,此时胆固醇值最低。而过了8月份逐渐升高,且以老年女性为最高,中年男、女性,老年男性次之,青年组最低,这与老年女性雌激素水平下降,大量脂肪堆积,活动减少有关。低密度脂蛋白胆固醇作为动脉粥样硬化最主要的因素,随季节变化明显,2月份为最高点,以中年及老年变化明显,数值较高。甘油三酯值男性随季节变化不明显,女性2月份为最高点,从第二季度开始有增高趋势,也与饮食因素有关。高密度脂蛋白胆固醇在第一季度与第三季度为低点,其他时间大致相当,并未随季节变化呈现出明显升高的趋势。

血脂的变化有着明显的季节趋势,血脂异常不仅可导致或促使动脉粥样硬化,促发粥样斑块破裂,且认为富含胆固醇的脂蛋白可使患者凝血因子活性增高,刺激血管内皮使纤溶酶原激活物抑制剂释放过多,在多种组织因子作用下促使凝血。因此冬季胆固醇、甘油三酯升高可导致冠脉和脑血管血栓形成率增加,即发病率增高。故防止冬季血脂的变化及发展对于降低心脑血管疾病的发病率有着极其重要的现实意义。老年人群应作为防护的重点,中年人群的低密度脂蛋白胆固醇、总胆固醇水平与老年人群相当,39~60岁职业人群是社会运转的中坚力量,担负着社会及家庭重担,也应作为防治动脉粥样硬化相关疾病的重点,主要方法在于饮食控制及加强身体锻炼。

症状篇

◆ 什么是黄色瘤?

◆ 如何早期识别高脂血症?

◆ 高脂血症有哪些常见症状?

◆ 哪些疾病常常与高脂血症相伴?

◆ 高脂血症与动脉粥样硬化有什么关系?

◆ ……

什么是黄色瘤？

黄色瘤，又有黄瘤病、脂肪纤维瘤、脂瘤性纤维瘤等别名，指含脂质的组织细胞和巨噬细胞局限性聚集于真皮或肌腱等处形成的黄色、橘黄色或棕红色的丘疹、结节或斑块，常伴有血脂质或其他系统的异常而出现一系列临床症状。多见于青壮年，女性多于男性，可有家族史，也可发生于肥胖、冠心病、饮食不当和脂代谢异常患者。

该病的病因一般分为高脂蛋白血症性黄色瘤及非高脂蛋白血症性黄色瘤两大类。高脂蛋白血症的病因又可以分为原发性和继发性。原发性者病因不明，大多数为家族性，由脂质和脂蛋白代谢的先天性缺陷所致，可能与脂蛋白脂肪酶的遗传缺陷或活性降低而影响脂蛋白分解有关。非家族性者多见于动脉粥样硬化、甲状腺功能减退、糖尿病、黏液性水肿、肾病综合征、胰腺炎、肝胆疾病、痛风等疾病患者，也可因雌激素治疗、酒精中毒、肥胖等引起。原发性高脂蛋白性黄色瘤分为三种类型。

（1）扁平黄色瘤　皮损为圆形或椭圆形，扁平柔软、浅黄色或橘黄色斑或略隆起的斑块。米粒至5cm大小，好发于眼睑、颈部、躯干、肘窝、腘窝、大腿内侧、臀部和手掌。好发于眼睑者称为睑黄疣，对称性生长在上眼睑内眦处，单个或多个，发展缓慢，可波及两侧上下眼睑。多见于中年妇女，约25%的患者血浆胆固醇水平增高。发生于手掌者，表现为隆起的条纹状损害，称为掌纹黄瘤。

（2）结节性黄色瘤　常伴有高脂蛋白血症，初起皮疹为柔软的小丘疹或结节，鲜红或橘黄色，逐渐融合或增大到直径2~3cm大小的斑块。质地坚硬，表面呈半球或可分叶、带蒂，稍有弹性，压之稍有疼痛，有时感到瘙痒，好发于肢体伸侧，如肘、膝、指节伸面以及臀等部位。好发于肌腱部位的称为腱黄瘤，多见于手足伸侧、肌腱和跟腱，皮损自黄豆及鸡蛋大小不等。结节深，光滑、坚实、大小不一，表面皮肤可移动如常。腱黄瘤几乎总是表示潜在的全身性疾病。

（3）发疹性黄色瘤　常迅速成批出现，分布于臀部、肢体伸面、胸、背和面部，为针头或火柴头大小丘疹，橘黄色伴红色基底，有时口腔黏膜也可累及，经处理后可迅速消退而不留痕迹。

原发性非高脂蛋白性黄色瘤病分为三种类型。

（1）播散性黄色瘤　起病于青少年，表现为黄色、橘黄色或棕黄色丘疹或结节，初起分散继而成片状，主要分布于腋下、腹股沟、颈部、肘、膝等身体大皱褶处，基本对称，约1/3患者有黏膜损害，如口腔、咽喉甚至气管，有时严重影响功能如引起窒息危及生命。约1/3患者由于下丘脑－神经垂体的损害而引起暂时性或轻度尿崩症。

（2）泛发性扁平黄瘤病　多在40~50岁后发病。最常见于眼睑周围，可集中于上睑内侧，也可遍及整个上睑或整个眼睑。广泛地、可对称地波及躯干和肢体，以面、颈、躯干上部和臂为主。

（3）幼年性黄色肉芽肿　又名青少年黄色瘤病，常于出生后6个月内发病，偶有家族史。皮损为单个或多个黄色或红色针头至豌豆大小丘疹或结节，圆形或椭圆形。好发于四肢伸侧、颜面、头皮、躯干。也可累及口腔黏膜、眼及内脏。大多数于数年后或至青年发育期自行消退。

继发性黄色瘤，指继发于各种原因的黄色瘤，可伴有血脂增高或血脂正常。常继发于下列情况：甲状腺功能减退、肾病综合征、胰腺炎、糖尿病、肝病、造血系统疾病等。

如何早期识别高脂血症？

高脂血症本身没有症状，当你属于下列人群：中老年人，绝经后妇女，长期吸烟酗酒者，高血压、肥胖、皮肤黄色瘤、冠心病、脑中风、糖尿病、肾脏疾病患者，长期高糖饮食者，以及有高血脂家族史，应尽早检查血脂，全面评价后再决定治疗措施（饮食治疗和生活方式调节，降脂药物的选择及使用），以达到血脂治疗的目标水平。

临床上经常能看到这样一些患者，上眼睑上会长出两个隆起的黄色肿块，不痛不痒，但有损美观。有的爱美女士便去找美容师做激光治疗，手术后刚开始效果还挺好，但数月后这些肿块又会慢慢长出来。如果这种患者去抽血检查血脂，会发现血脂明显升高。

高脂血症是"无声的杀手"，早期血脂升高不易发现。但有些征象还是能够提供一些诊断线索，如果出现这些情况，就应该进行血液检查。①冠心病、脑卒中、高血压病、糖尿病的患者或体型较肥胖者，可能同时合并血脂异常，应常规进行血脂检查。②眼睛上出现"老年环"，表现为黑眼珠周围出现一圈白色的环状改变，往往提示有家族遗传性高胆固醇血症的可能，常常是严重高甘油三酯血症的表现。③身体某些部位出现了黄色的结节、斑块，医学上称为"黄色瘤"。这些结节或疹子可出现在脚后跟、手背、臀部及肘、膝、指关节等处，有的在手掌部出现黄色或橘黄色线条状条纹。如出现上述表现，多提示有高脂血症，而且比较严重。④家族中尤其是直系亲属中，有较早（男性45岁以前、女性55岁以前）患冠心病特别是心肌梗死的患者时，也应注意对其他家庭成员的血脂进行检查。

因此，医学专家们建议20岁以上的成人应每2年常规化验1次血脂，对于那些家族中有高脂血症和（或）早发冠心病亲属的儿童，也应定期半年至一年化验血脂。有血脂异常先兆者要及时查血脂。包括：①头晕。长期的脑动脉硬化及血液黏度增高导致脑缺血、缺氧。②肥胖。肥胖的人血液中脂质也明显增加，尤其是甘油三酯、游离脂肪酸和胆固醇水平多高出正常。③腹痛。反复发作的饱餐后短暂腹痛可见于高脂血症导致的肠系膜动脉硬化性胃肠缺血；高脂饮食后急性发作的持续性中上腹痛多为急性胰腺炎。④肝脏损害。由于高血脂可以引起脂肪肝，从而导致肝脏肿大，会出现肝脏疾病和肝脏功能的变化，也会出现食欲不振等临床表现。

高脂血症有哪些常见症状？

高脂血症一般没有明显不适的症状，所以被医学界称为"沉默的杀手"大多数都是在因其他疾病就诊或常规体检时发现，也有部分患者因出现血管疾病并发症而得以确诊。

高脂血症的典型临床表现包括：黄色瘤、早发性角膜环、眼底改变，但发生率并不高，多见于家族性高胆固醇血症患者。

（1）黄色瘤　脂质在局部沉积形成，常见于眼睑周围，可为黄色、橘黄色或棕红色，质地柔软。

（2）早发性角膜环　常发生于40岁以下人群，位于角膜外缘，呈灰白色或白色。

（3）眼底改变　见于严重高甘油三酯血症患者并伴有乳糜微粒血症的临床表现。血液中含有大量富含甘油三酯的脂蛋白，可使视网膜血管颜色变淡而接近乳白色。而这些脂蛋白有可能进一步从毛细血管中漏出，这就是视网膜脂质渗出，在视网膜上呈现出黄色斑片。如果脂质渗出侵犯到黄斑时则可严重影响到视力。

长期高脂血症可导致一系列伴随疾病的表现。

（1）引起动脉粥样硬化时可能会出现胸闷、胸痛、头晕、跛行等症状。

（2）引起糖尿病时可能出现多饮、多尿症状。

（3）过多脂质沉积于肝脏及脾脏，患者出现肝脏、脾脏体积增大。

哪些疾病常常与高脂血症相伴？

高血压患者常常同时患有高脂血症，有人戏称姊妹病。高血压病的发生和发展与高脂血症密切相关。许多高血压患者伴有脂质代谢紊乱，血中胆固醇和甘油三酯的含量较正常人显著增高，而高密度脂蛋白胆固醇、总胆固醇含量则较低。另一方面，许多高脂血症也常合并高血压，

由于脂蛋白较多，血液黏度增加，影响血管内皮调节功能及动脉弹性，从而引起血压升高。高脂血症对血管内皮损伤的影响主要与氧化型低密度脂蛋白有密切关系，它使得细胞膜的流动性、通透性、物质转运、酶的活性及信号传导等出现异常，这些机制都会导致血压升高。高脂血症患者血管紧张素系统活性亢进，这可能会从另一方面引发小动脉持续痉挛，导致血压升高。

糖尿病患者机体内胰岛素水平绝对或相对缺乏，促使肝脏合成甘油三酯和胆固醇增加，而分解血脂的能力则减退，所以糖尿病患者一般都伴随着高脂血症的出现。甲状腺功能减退的患者血甘油三酯水平增高，由于血浆中甲状腺激素含量不足，肝脏中胆固醇合成增加，引起血浆胆固醇升高。甲状腺功能减退的患者往往都伴随体重增加，如果体重超过正常范围，那么肥胖也将成为血脂升高的原因。有肾病综合征时，高脂血症发生率在70%以上。肾病综合征患者在尿蛋白量过多时，低蛋白血症刺激肝脏过度合成脂蛋白，并超出了从尿液中丢失的脂蛋白量，从而引起脂质升高。当尿蛋白量减少时，肝脏清除脂肪出现障碍，同样导致血脂升高。由于肝脏对脂肪的清除障碍与脂肪合成增加，慢性肾衰竭患者也可引起血脂增高。肝病也可引起血脂升高。肝脏作为人体的代谢中枢，既参与甘油三酯的代谢，也参与胆固醇的代谢，同时肝脏疾病伴发的异常脂蛋白血症也因肝脏疾病的种类不同而异，如脂肪肝、肝硬化或病毒性肝炎等所伴发的高脂血症就不同。

高脂血症与动脉粥样硬化有什么关系？

高脂血症可分为原发性和继发性。原发性高脂血症通常由于遗传基因的缺陷所致，多具有明显的家族聚集特点。而我们常说的高脂血症多为继发性高脂血症，所谓继发是指伴发于其他疾病。哪些疾病可伴有血脂的升高呢？常见的有糖尿病、肾病综合征、原发性肥胖、甲状腺功能减退、Cushing综合征以及一些肝、胆、胰的疾病，如胆汁性肝硬化、胆道阻塞与胰腺炎等，同时慢性酒精中毒及长期雌激素治疗也会导致血脂的异常。当长期存在高脂血症的情况下也会导致很多其他的临床疾病，如冠心病、高血压、动脉粥样硬化、脂肪肝以及由于上述疾病产生的并发症，包括脑血管意外、下肢动脉病变等。

动脉粥样硬化一直都是发达国家主要的死亡原因，但随着我国居民经济水平的提高，饮食习惯的改变，它也逐渐成为我国的主要死亡原因。临床上最常见的是冠状动脉硬化和脑血管硬化，并最终可导致冠心病和脑卒中。动脉粥样硬化产生的原因比较复查，有很多研究显示有一些危险因素与动脉粥样硬化有着密切的关系。这些因素包括血脂异常、吸烟、高血压、糖尿病、运动少、遗传因素以及年龄性别等因素。其中血脂异常与动脉粥样硬化的关系最为密切。

人体血浆中血脂的含量及比例与动脉粥样硬化具有直接关系。之前已经介绍了脂蛋白是血脂在血液中存在、转运及代谢形式。根据脂蛋白的颗粒大小及密度，可分为以下几种类型：乳糜微粒（CM），极低密度脂蛋白（vLDL），中间密度脂蛋白（IDL），低密度脂蛋白（LDL），高密度脂蛋白（HDL）。各种脂蛋白导致动脉粥样硬化的危险程度不同。

（1）低密度脂蛋白胆固醇与动脉粥样硬化　血浆中胆固醇主要结合形式为低密度脂蛋白胆固醇（LDL-C）。富含胆固醇的LDL浓度增高可使原本光滑的血管内皮受损，变得毛糙，使得LDL-C及其他血浆成分更容易进入血管壁，导致大量的脂质在血管壁内堆积被血管内皮下的巨噬细胞吞噬并氧化成为"泡沫细胞"，使其成为动脉粥样斑块的基础。我们认为这一步是动脉粥样硬化发生和发展的必要条件。

（2）极低密度脂蛋白胆固醇与动脉粥样硬化　极低密度脂蛋白胆固醇（VLDL-C）与动脉粥样硬化关系一直存在争议。当VLDL浓度升高时，其颗粒会变小，胆固醇含量增加。在体外实验中可形成不经化学修饰就可进入细胞内的脂蛋白。同时VLDL浓度升高还可以通过影响其他脂蛋白代谢而产生致动脉粥样硬化作用。

（3）甘油三酯与动脉粥样硬化　血浆中甘油三酯主要存在于乳糜微粒（CM）和极低密度脂蛋白（VLDL），由于这两者的分子结构比较大，不易穿透血管内皮，故通常认为它们不具有致动脉粥样硬化的作用。但它们分解代谢过程中的产物如残余颗粒及中间密度脂蛋白（IDL）等有直接的致病作用。同时由于这些脂蛋白组成成分和含量的变化可以影响参与脂代谢的酶及受体活性，从而进一步导致蛋白代谢失调。

（4）中间密度脂蛋白与动脉粥样硬化　由于IDL分离技术复杂，目前相关研究报告不多，但有研究表明，血浆IDL浓度升高易导致周围动脉粥样硬化，增加下肢动脉闭塞风险。

（5）高密度脂蛋白与动脉粥样硬化　HDL通过卵磷脂胆固醇酰基转移酶（LCAT）促使胆固醇酯化，减少血浆中游离胆固醇的浓度，可使细胞内多余的胆固醇转移到被空出来的HDL中，能把滞留在血管壁等末梢组织中多余的胆固醇"撮"出来，加以集中带回肝脏，排出体外，发挥着"血管清道夫"的作用。高密度脂蛋白还能使血脂之间的比例均衡，限制了动脉粥样硬化的发生。我们可以认为HDL-C具有心脏保护作用，是"好的"血脂。

高脂血症与高血压有什么关系？

高血压是一种全球性的常见疾病，可导致脑血管、心脏、肾脏的病变，是危害人类健康的主要疾病。随着我国经济的发展，人民生活水平的提高，高血压已日益成为我国重要的公共卫生问题之一。但是高血压的发病原因迄今尚未明确。普遍认为高血压是在一定的遗传背景下由于多种环境因素参与使正常血压调节机制紊乱所致。而血脂异常的患者绝大多数也由遗传基因缺陷或与环境因素相互作用引起。高血压的发生发展与血脂也存在着密切的关系。从发病率来看，国内多项流行病研究发现，50%以上的高血压患者合并存在高脂血症，且血脂水平越高血压水平也越高。所以，高血压与血脂异常很可能存在共同的代谢紊乱。最有可能的途径就是胰岛素抵抗（IR）。我们在高血压和高脂血症患者身上均发现存在胰岛素抵抗（IR）。IR可引起胰岛素依赖脂蛋白脂肪酶（LPL）活性下降，导致胆固醇清除减少，使大量血浆游离脂肪酸进入肝脏，刺激肝脏产生大量VLDL，阻止HDL合成。同时IR促使机体产生更多的胰岛素，使其水平升高，通过刺激交感神经系统，引起水钠潴留，刺激醛固酮产生增加，抑制前列腺素等扩血管激素生成，进而导致血压升高。

血脂异常与高血压间关系不仅存在共同代谢异常。还存在多种机制上的互相影响。其中血管内皮细胞功能很可能是两者联系在一起的纽带之一。当血管内皮功能受损时，可影响到血管扩张功能，导致血压升高，并与高血压靶器官损害及其他合并症密切相关。正如之前提到的富含胆固醇的LDL-C可损伤血管内皮细胞，这种损伤持续存在可引起小动脉痉挛，进而引起内膜结缔组织增生，管腔变窄，由此促使周身小动脉硬化而造成血压升高。

同时，在高血压发生过程中，有一种激素发挥着重要作用，就是血管紧张素Ⅱ，它可使小动脉收缩，外周血管阻力增加，并刺激具有水钠潴留作用的激素醛固酮分泌增加，是参与高血压发病并使之持续的重要机制。血管紧张素Ⅱ对血压的作用在很大程度上受血浆胆固醇水平尤其是受LDL-C水平的影响。

此外，正常人体动脉可根据血压水平进行自我调整，使血压保持平稳，我们称之为压力感受反射，但在受损的主动脉上这种功能受到损伤。血清游离脂肪酸浓度升高对主动脉压力感受反射有急性损害作用，特别是在肥胖个体。所以，在肥胖伴有高血压的患者，血脂代谢紊乱可能通过损害压力感受反射，加重血压升高，促发心血管事件发生。

脂质代谢紊乱与高血压的相关性还表现在改变血脂水平能影响血压。强化降脂治疗可降低大动脉硬化性，有益于血脂正常的单纯收缩期高血压患者的治疗。基于现有的研究资料，虽然支持高血压与血脂异常有密切的关系，但尚难分清两者之间的因果关系。但可以肯定的是无论抗高血压治疗或是调脂治疗都对心血管事件的防治具有重要意义。

高脂血症与糖尿病有什么关系？

糖尿病的发病是由于人体内胰岛素缺乏或胰岛素作用能力下降，血液中葡萄糖含量升高，长此以往会导致全身小血管的损伤，造成相关器官功能障碍，如视网膜病变导致失明，肾脏病变导致肾功能衰竭等。实际上，就像前面提到的胰岛素参与了脂肪和蛋白质代谢调控，具有促进脂蛋白分解的作用，当胰岛素分泌不足或作用减退时，患者血液中甘油三酯、低密度脂蛋白胆固醇、极低密度脂蛋白胆固醇明显升高。

很多糖尿病患者合并存在血脂的异常。有资料报告，糖尿病合并高脂血症占糖尿病患者群的1/2。由于高脂血症将增加糖尿病发生大血管并发症，如冠心病、脑卒中等疾病，严重威胁糖尿病患者的生命。目前我国糖尿病患病率为11.6%，糖耐量异常患病率高达50.1%，也就是每两个成年人中就有1个为糖尿病高危人群，其中有一半以上合并高脂血症。

当高血糖合并高脂血症时，明显加速了大动脉粥样硬化的进展。之前我们介绍过血脂在动脉壁内沉积导致动脉粥样硬化。而在糖尿病中，由于高血糖以及其糖基化作用刺激血管内皮造成其损伤，使血脂更易沉积。另一个危害是在糖尿病小血管病变的基础上再合并大、中动脉粥样硬化，更加重了相关器官的缺血，加速器官功能的衰竭。据有关资料统计，有高脂血症的糖尿病患者，其冠心病发病率比无高脂血症糖尿病患者高3倍。糖尿病性肾病的发生约占糖尿病患者总数的一半。

高脂血症与脂肪肝有什么关系？

所谓脂肪肝是由于脂肪（主要为甘油三酯）在肝脏内过多沉积所致。一般认为，脂肪在肝内蓄积超过肝重的5%时，即可称为脂肪肝。肝内所含脂肪量达到肝重的5%~10%时，为轻度脂肪肝；如果达到肝重的10%~25%则为中度脂肪肝，超过25%就是重度脂肪肝了。脂肪肝的发病率日益升高，被公认为隐蔽性肝硬化常见原因。目前认为，脂肪肝发生的原因有许多，常见的有：单纯性肥胖、营养不良、糖尿病、酒精中毒、高脂血症等。此外，内分泌障碍、激素类药物、妊娠、肠道手术后、长期胃肠外营养、肿瘤患者放化疗后等均可引起脂肪肝。

肝脏是我们人体脂肪代谢的重要场所，血液中通过肠道吸收来的脂肪被运送至肝脏，并在肝脏中合成甘油三酯或脂肪酸等，并以极低密度脂蛋白胆固醇形式再进入血液中。所以当摄入脂肪过多时，进入肝脏合成分解加速，导致血中"坏胆固醇"升高，出现高脂血症。同时当摄入的脂肪超过肝脏的工作负荷，使脂肪在肝脏内堆积，导致脂肪肝。

脂肪肝的发生确实与高脂血症有关，但也有相当多的脂肪肝患者血脂并不升高。脂肪肝一般分为两大类，一类是酒精性脂肪肝，这类患者中只有少部分人可能出现血脂增高。另一类是非酒精性脂肪肝，其原因比较复杂，包括之前提到的肥胖、糖尿病、高血脂、药物及遗传因素等，还有40%左右原因不明的脂肪肝。也就是说，即使在非酒精性脂肪肝患者中，也只有一部分人的血脂升高，所以我们在治疗脂肪肝的过程中应以治疗原发病为主，不应盲目地降血脂。

高脂血症与血液黏度增高有什么关系？

血液黏度增高可以加大外周阻力，增加心脏负担，促使血压升高，同时也是心脑血管事件的诱发因素。血液黏度的高低由它所含的脂质及大分子量蛋白来决定的。而血脂是构成血液黏度的主要成分之一，但不是唯一成分。因此高脂血症的患者由于各种血脂成分的升高，引起血液黏度增高。

高脂血症与儿童肥胖有什么关系？

单纯肥胖症损害着儿童的健康。研究发现，肥胖儿童较健康儿童总胆固醇、甘油三酯、极低密度脂蛋白胆固醇、低密度脂蛋白胆固醇、动脉硬化均明显升高，高密度脂蛋白胆固醇及维生素E水平明显下降。为什么会有这么多小胖子患有高脂血症呢？由于现在生活质量提高，肥胖儿童的饮食结构不健康，喜欢吃高热量、高蛋白的食品，而蔬菜、五谷杂粮吃得少，同时这些小胖墩平时缺乏锻炼，这些因素都会增加高脂血症的发生。

近年来，有关动脉粥样硬化发生机制的研究把低密度脂蛋白胆固醇的氧化修饰作为热点之一，低密度脂蛋白胆固醇经过氧化修饰后具有极强的细胞毒性，可以通过多种途径促进泡沫细胞的形成和动脉粥样硬化斑块的产生。正常人体内存在一系列抗氧化系统来对抗这类氧化过程的发生，包括维生素E、维生素C、β胡萝卜素、超氧化物歧化酶（SOD）、还原型谷胱甘肽酶等。由于饮食结构的不平衡，导致肥胖儿童体内对抗低密度脂蛋白胆固醇氧化的成分明显下降，这可能是导致其低密度脂蛋白胆固醇易经受氧化修饰的原因之一。

儿童时期肥胖，血脂会比同龄人升高更快，所以发生冠心病、糖尿病、高血压等心脑血管疾病可能性也比其他人高，发病时间也比同龄人要早。脂类代谢障碍是肥胖儿童成年后发生心脑血管疾病的重要原因。

高脂血症与冠心病有什么关系？

冠心病是指供给心脏营养物质的血管——冠状动脉发生严重粥样硬化或痉挛，使冠状动脉狭窄或阻塞，以及血栓形成造成管腔闭塞，导致心肌缺血缺氧或坏死的一类心脏病。其临床病症包括心绞痛、心律失常、急性心肌梗死、心力衰竭和心搏骤停等。中国每年死于各种冠心病的人数估计超过100万。近年来，冠心病在中国的发病率和死亡率呈迅速上升趋势，是中国居民死因中上升最快的疾病，已成为威胁中国公众健康的重要疾病。

导致冠心病的危险因素有很多，其中主要包括高血压、糖尿病、血脂异常、吸烟、肥胖以及年龄性别等。近年我国冠心病死亡率增高，首要原因就是高胆固醇水平，权重占77%，明显超过糖尿病和吸烟，成为首要致病危险因素。正如之前提到的血脂异常可导致动脉粥样硬化，其中也包括冠状动脉。一项30年的追踪观察证实，血总胆固醇（TC）高于7.8mmol/L（300mg/dl）者中，90%的患者可发生冠心病，有心肌梗死史的男性平均血TC达6.3mmol/L（244mg/dl），绝大多数患者血TC为5.2~7.0mmol/L（200~270mg/dl）。血TC水平≥8.0mmol/L（310mg/dl）比血TC<4.9mmol/L（190mg/dl）者冠心病危险性增加7倍。

近几十年来，大量的临床试验证明了降低胆固醇治疗是预防冠心病的有效措施，可减少再次心肌梗死及其他冠状动脉疾病的发生。积极地调脂治疗有利于冠心病的治疗和预防。大量临床研究表明，胆固醇每降低1%，冠心病事件发生的危险降低2%。对于胆固醇水平明显过高的控制以及按目前标准属于正常偏高范围血清胆固醇的进一步降低，能产生预防冠心病的效果。所以无论有无动脉粥样硬化，一旦出现血脂异常，就应该积极地进行调脂治疗。

高脂血症与脑血管病有什么关系？

脑血管疾病是威胁人类健康的常见病，无论儿童、青年或是中老年均可发病，是目前人类疾病的三大死亡原因之一。我国各地年均发病率为219/100万。据报道，我国每年有200多万人发生脑血管病，较西方国家，我国脑血管发病率、死亡率均高于心血管疾病。脑血管疾病包括缺血性脑血管病和出血性脑血管病，我们通常所说的"中风"多是指缺血性脑血管病，而出血性脑血管病是指脑出血也就是"脑溢血"。临床上常以猝然昏倒，不省人事，或伴有口眼歪斜、言语不利和偏瘫为主要表现。该病主要发生于中老年人，其发病率从50岁开始有随年龄增高趋势。随着我国人口老龄化程度不断增高，老年人比例逐渐增长，脑血管病发病率会越来越高。

出血性脑血管病多与血压升高和脑血管畸形有关，而导致缺血性脑血管病的因素则较为复杂多样，其中动脉的粥样硬化是最主要原因之一。虽然，血脂异常与脑血管病的关系不如与冠心病来得密切，不过有研究发现发生脑卒中的患者中血清胆固醇、LDL-C升高，而HDL-C降低。高脂血症可以通过使外周动脉粥样硬化形成斑块，斑块脱落随着血循环到达血管较细的脑部导致脑血管梗死，导致局部脑组织缺血，出现脑功能的障碍。所以积极地调脂治疗可以通过预防动脉粥样硬化，稳定斑块，减少脑血管病的发生。

高脂血症与胆石症有什么关系？

随着人们生活水平的提高，高脂肪、高胆固醇食物摄入比例增加，植物纤维素比例下降，导致食源性脂肪水平升高。高脂高胆固醇饮食可直接影响胆汁中磷脂及胆固醇水平。高脂血症可加速胆汁中胆固醇的饱和，胆汁中胆固醇过饱和有利于结石的形成。在高脂血症时胆汁中"促结石形成因子"和"抗结石因子"失去平衡也是胆石症形成的重要原因。而胆固醇、胆汁酸、磷脂及成核因子等代谢紊乱也会影响结石的形成。故高脂血症情况下胆石症患病率明显升高。

高脂血症与急性胰腺炎有什么关系？

急性胰腺炎的发生很多时候会与暴饮暴食、酗酒联系在一起，其实我们在人群中常见的高脂血症也会引起急性胰腺炎。

由高脂血症引起的胰腺炎，称为高脂血症性胰腺炎。其血脂升高是以甘油三酯水平升高为主。其发病机制是：①血液黏度增高致胰腺微循环障碍，胰腺缺氧，导致胰腺缺血坏死；②大量的脂肪通过血循环到达胰腺可形成脂肪栓塞，栓塞胰腺血管，同样使胰腺缺血；③胰腺中存在大量脂肪酶，在甘油三酯升高的情况下，脂肪酶可作用于甘油三酯，释放出有毒的游离脂肪酸，可在胰实质产生毒性作用。

虽然单纯地由于高脂血症导致的胰腺炎较其他原因要少很多，但是一旦发生病情多极为严重，应当引起重视。

高脂血症与走路跛行有什么关系？

有很多高脂血症的患者会出现下肢发凉发麻，甚至出现跛行。这是怎么回事呢？这是由于下肢血管发生闭塞所致。我们称之为下肢动脉闭塞症。本病的发病年龄大多在50~70岁。男性患者比女性多见。但症状发生部位与发生闭塞的动脉有关。随着病情的进展，患肢缺血加重，在安静状态下足趾、足部或小腿也会出现持续性的疼痛，在夜间更为剧烈，患者常抱足而坐，彻夜不眠。患肢足趾、足部或小腿肤色苍白、温度降低、感觉减退、皮肤变薄、肌肉萎缩、趾甲增厚变形、骨质疏松。在严重缺血下产生趾、足或小腿部溃疡、坏疽。

下肢动脉闭塞症的发病根本原因是动脉的粥样硬化，所以血脂异常极易合并存在动脉闭塞，应引起重视。

诊断与鉴别诊断篇

◆ 高脂血症的诊断标准是什么?

◆ 如何看血脂化验单?

◆ 检查血脂的项目有哪几种?

◆ 哪些因素对血脂检查结果有影响?

◆ 查血脂为何要禁食12~14小时?

◆ ……

高脂血症的诊断标准是什么？

以往判断高脂血症往往采取统一的标准，而根据我国最新的成人血脂异常防治指南，根据每个人的具体情况，评估血脂是否正常的标准不同，主要分两步：一是明确血脂是否超过合适范围；二是对于每一例血脂高的患者，都要判断高脂血症者的危险分层。同时应进一步检查以排除继发性高脂血症。

血脂水平的具体评价标准如下（见表4-1）：

（1）总胆固醇（TC） 我国队列研究分析结果显示：TC从3.63mmol/L（140mg/dl）开始，随TC水平的增加，缺血性心血管病发病危险增高。TC水平与缺血性心血管病发病危险的关系是连续性的，并无明显的转折点。诊断高胆固醇血症的切点只能人为制定。研究发现，当TC增至5.2~6.2mmol/L（200~240mg/dl）时，其缺血性心血管病的发病危险较TC<3.63mmol/L（140mg/dl）者增高50%左右，当TC增至6.2mmol/L（240mg/dl）以上时，其缺血性心血管病的发病危险较TC<3.63mmol/L（140mg/dl）者增高2倍以上，且差异具有统计学意义。

综合以上资料，对我国人群TC分层的合适切点建议如下：TC<5.2mmol/L（200mg/dl）为合适范围；TC=5.2~6.2mmol/L（200~240mg/dl）为边缘升高；TC≥6.2mmol/L（240mg/dl）为升高。

（2）低密度脂蛋白胆固醇（LDL-C） 随着LDL-C水平的增加，缺血性心血管病发病的相对危险及绝对危险上升的趋势及程度与TC相似。LDL-C的分层切点应与TC的分层切点相对应。根据我国资料，LDL-C<3.4mmol/L（130mg/dl）与TC<5.2mmol/L（200mg/dl）的10年发病率（绝对危险）接近，LDL-C≥4.1mmol/L（160mg/dl）与TC≥6.2mmol/L（240mg/dl）的人年发病率（绝对危险）接近，说明对缺血性心血管病的影响程度相当。LDL-C分层诊断的切点建议如下：LDL-C<3.4mmol/L（130mg/dl）为合适范围；LDL-C=3.4~4.1mmol/L（130~160mg/dl）为边缘升高；LDL-C≥4.1mmol/L（160mg/dl）

为升高。

（3）高密度脂蛋白胆固醇（HDL-C）　以HDL-C≥1.55mol/L（60mg/dl）为参照组，对不同HDL-C水平与缺血性心血管病发病危险的关系进行多因素分析。研究结果显示：随着HDL-C水平的降低，缺血性心血管病发病危险增加。HDL-C<1.04mmol/L（40mg/dl）人群与HDL-C≥1.55mmol/L（60mg/dl）人群相比，缺血性心血管病危险增加50%，差异具有统计学意义。

（4）甘油三酯（TG）　我国现有队列研究表明，随TG水平上升缺血性心血管病发病危险有所升高，但由于结果差异未达到显著统计学意义，并考虑到TG与心血管病的关系受多种因素的影响，故目前仍沿用1997年《血脂异常防治建议》的标准，即1.70mmol/L（150mg/dl）以下为合适范围，1.70~2.3mmol/L（150~200mg/dl）以上为边缘升高，≥2.3mmol/L（200mg/dl）为升高。

表4-1　中国ASCVD一级预防人群血脂合适水平和异常分层标准
［mmol/L（mg/dl）］

分层	TC	LDL-C	HDL-C	non-HDL-C	TG
理想水平	—	<2.6（100）	—	<3.4（130）	—
合适水平	<5.2（200）	<3.4（130）	—	<4.1（160）	<1.7（150）
边缘升高	≥5.2（200）且 <6.2（240）	≥3.4（130）且 <4.1（160）		≥4.1（160）且 <4.9（190）	≥1.7（150）且 <2.3（200）
升高	≥6.2（240）	≥4.1（160）		≥4.9（190）	≥2.3（200）
降低	—	—	<1.0(40)	—	—

注：ASCVD：动脉粥样硬化性心血管疾病；TC：总胆固醇；LDL-C：低密度脂蛋白胆固醇；HDL-C：高密度脂蛋白胆固醇；non-HDL-C：非高密度脂蛋白胆固醇；TG：甘油三酯

在进行血脂检查时，受检者在抽血前的最后一餐，忌进高脂肪食物及饮酒，并应空腹12小时以上。首次检查发现血脂异常，应在2~3周内复查，若仍然属异常，则可确立诊断。如果根据上述分析，确立存在血脂异常，则需判断该患者的危险分层。全面评价心血管病的综合危险是预防和治疗血脂异常的必要前提。我国人群流行病学长期队列随访资料表明，高血压对我国人群的致病作用明显强于其他心血管病危险因素。建议按照有无冠心病及其等危症、有无高血压、其他心血管危险因素的多少，结合血脂水平来综合评估心血管病的发病危险，将人群进行危险性高低分类，此种分类也可用于指导临床开展血脂异常的干预。

如何看血脂化验单？

目前，各医院的血脂化验单不尽相同，所检测的项目和正常值也有所差异，那么在这种情况下，我们怎么才能看懂化验单，怎样才能进行自我评估呢？

首先，总体来说，必须掌握四个基本血脂项目，即总胆固醇、甘油三酯、高密度脂蛋白胆固醇、低密度脂蛋白胆固醇的临床意义。简而言之，低密度脂蛋白胆固醇是致动脉粥样硬化的基本因素，即是"坏的胆固醇"。高密度脂蛋白胆固醇是抗动脉粥样硬化的脂蛋白，即是"好的胆固醇"。低密度脂蛋白胆固醇水平与总胆固醇水平相平行，两者临床意义也一致。大部分甘油三酯升高是由于糖尿病或代谢综合征，其升高可使患冠心病的危险性增加。

那么，接下来，让我们来看看化验单。一般化验单分为三栏，从左至右分别为检测项目、检测值、正常参考值。正常参考值是化验单的上面事先印好的一个标准，可以说，如果检测值高于这个标准就代表血脂升高，而低于这个标准就代表血脂降低。这样看来，化验单很容易看懂，其实并不是这样，化验单给的值都是指得没有任何并发症的这个最大的范围，完全正常的人应该在这个范围以内，但是这些标准对不同的人是不完全一样的。

举个例子，如果这个人什么病都没有，没有高血压、没有冠心病、没有糖尿病，自己也不抽烟、年龄也不大，完全是一个没病的人，这种人他的血脂标准用总胆固醇和低密度脂蛋白胆固醇做参考，因为这两项是比较重要的标准，总胆固醇可以在220mg/dl范围，不超过220mg/dl，按这个算是

5.7mmol/L，低密度脂蛋白胆固醇一般不超过130mg/dl，标准是3.4mmol/L。如果说这个人有高血压病的危险因素，比如家里有高血压病患者，或者他自己有高血压病、他抽烟，或者家里的父母都有冠心病，这样的人就有危险因素了，他的标准就不是这些了，他的总胆固醇应该在200mg/dl，应该是5.2mmol/L，低密度脂蛋白胆固醇是120mg/dl，要以这个为标准，否则太高了。最严重的是已经得糖尿病了，这个时候标准更高了，总胆固醇不能高于180mg/dl，也就是4.68mmol/L，低密度脂蛋白胆固醇不能高于100mg/dl，就是2.6mmol/L。

所以，我们在看化验单时，不能完全根据正常参考值来作出判断，而是要根据自己的具体情况来分析。现在很多人有一种误区，认为我在正常范围以内，就是正常，或者只比正常范围高一点点，只是偏高，也没什么大问题。其实这是不对的，即使你的血脂检测值在这个范围以内，也不一定是正常的。你一定要分析一下，你是属于哪一类人。是不是全部都健康的？年龄大不大？家里有没有人有心脏病？有没有冠心病？有没有糖尿病？有没有高血压？什么病都没有，还是有一种，还是同时有几种？……只要上述这些问题存在一个，就不属于完全健康范围，化验单上的正常参考值就不适合你。因此，如果对化验单不甚明白，还是要及时找医生问清楚。

检查血脂的项目有哪几种？

目前临床上检测血脂的项目较多，各医院不完全一致，但无论如何，血脂检查的基本项目仍为血清总胆固醇、甘油三酯、高密度脂蛋白胆固醇和低密度脂蛋白胆固醇。其他项目如血清载脂蛋白A1和B、Lp（a）等的测定基本属于研究项目。以下是目前各医院所检测的血脂项目。

（1）血清总胆固醇（TC） 是指血液中各脂蛋白所含胆固醇的总和。

影响TC水平的因素有：①年龄与性别：TC水平往往随年龄上升，中青年期女性低于男性，50岁后女性高于男性；②长期高胆固醇、高脂肪和高热量饮食可使其增高；③遗传因素；④其他如缺少运动、脑力劳动者、精神紧张等亦可使TC增高。

高TC血症是冠心病的主要危险因素之一。病理状态下，高TC有原发和继发两类。原发的如家族性高胆固醇血症（低密度脂蛋白受体缺陷）、家族性Apo B缺陷症、多源性高TC、混合性高脂蛋白血症。继发的见于肾病综合征、甲状腺功能减退、糖尿病、妊娠等。

低TC血症也有原发和继发两种，前者如家族性的β脂蛋白血症；后者如甲状腺功能亢进证、营养不良、慢性消耗性疾病等。低TC者易发生脑出血。

（2）甘油三酯（TG） 临床上所测定的甘油三酯是血浆中各脂蛋白所含甘油三酯的总和。

高TG血症也有原发和继发两类，前者多有遗传因素，包括家族性高TG血症与家族性混合型高脂蛋白血症等。后者见于糖尿病、糖原贮积症、甲状腺功能不足、肾病综合征、妊娠、口服避孕药、酗酒等。高血压、脑血管病、冠心病、糖尿病、肥胖与高脂蛋白血症等往往有家族性集聚现象。一般认为单独高TG不是冠心病的独立的危险因素，只有伴以高TC、高LDL-C、低HDL-C等情况时才有病理意义。TG降低见于甲状腺功能亢进症、肾上腺皮质功能降低和肝功能严重低下等。

同一个人的甘油三酯水平受饮食和不同时间等因素的影响较大，所以同一个人在多次测定时，甘油三酯的值可能有较大的差异。

（3）高密度脂蛋白胆固醇（HDL-C） 由于HDL所含的成分较多，目前尚无法全面地检测HDL的量和功能，故通过检测其所含的胆固醇的量间接了解血浆中HDL的多少。HDL是一种抗动脉粥样硬化的脂蛋白，冠心病的保护因子，其含量与动脉管腔狭窄程度呈显著负相关。HDL-C的水平可反映HDL的水平，故HDL-C与冠心病发病呈负相关，流行病学资料发现血清HCL-C每年增加0.40mmol/L（15mg/dl），则冠心病危险性降低2%~3%，HDL-C低于0.9mmol/L是冠心病危险因素，HDL-C高于1.55mmol/L（60mg/dl）被认为是冠心病的"负"危险因素。HDL-C下降也多见于脑血管疾病、糖尿病、肝炎及肝硬变患者，高TG血症往往伴以低HDL-C，肥胖者HDL-C多偏低，吸烟可使其下降，长期体力活动会使HDL-C升高。

（4）低密度脂蛋白胆固醇（LDL-C）　目前认为，LDL-C浓度基本能反映血液LDL的总量。LDL-C增高是动脉粥样硬化发生发展的主要脂质危险因素。一般情况下，与TC相平行，LDL-C可取代TC作为对冠心病及其他动脉粥样硬化性疾病的危险评估。影响TC的因素同样可以影响LDL-C。

（5）血清载脂蛋白A1（Apo A1）和载脂蛋白B（Apo B）　Apo A1为HDL的主要结构蛋白，占其总蛋白的65%~70%。故可代表HDL的水平，与HDL-C呈显著正相关，但二者的升降不成一定的比例。冠心病患者Apo A1偏低，脑血管病患者Apo A1明显低下，家族性高TG血症患者HDL-C偏低，而Apo A1不一定低，不增加冠心病的危险，但家族性混合型高脂血症患者Apo A1与HDL-C都会轻度下降，冠心病危险性高。Apo A1缺乏症、家族性低α脂蛋白血症、鱼眼病等患者血清中Apo A1与HDL-C极低。Apo B为LDL的主要结构蛋白，约占LDL总蛋白的90%以上，其水平与LDL-C成正相关。高Apo B在流行病学与临床研究中已确认是冠心病的危险因素。Apo B是各项血脂指标中较好的动脉粥样硬化标志物。Apo A1下降和Apo B增高者易患冠心病、未控制的糖尿病、肾病综合征、营养不良、活动性肝炎和肝功能低下等。Apo A1/Apo B比值作为良好的心血管疾病的危险性指标被临床日益重视。

（6）Lp（a）　血清Lp（a）浓度主要与遗传有关，基本不受年龄、性别、体重、适度体育锻炼和大多数降胆固醇药物等因素影响。通常以300mg/L为界，高于此水平者，患冠心病的危险性明显增高。但目前临床上用于检测Lp（a）的方法尚未标准化。

哪些因素对血脂检查结果有影响？

影响血脂检查结果的因素很多，与检查前的准备（如患者抽血前的准备、抽血的方法、血清标本的保存方法等）、检查中的方法掌握、检查仪器设备、选用的试剂等多种因素有关。

首先，从患者本身来看，影响因素主要有：①个体差异。被检查者的性别、年龄、种族不同，所检查的结果也各不相同。遗传因素也非常重要，如家族性高脂血症者。对普通人来说，引起血脂升高的遗传因素比较难以理解。简单地讲，就是一个家族中出现多个血脂升高的患者，并且高脂血症遵循一定的规律在家族中由祖辈传到父辈，又从父辈传到子代。这是因为影响血脂合成与代谢的基因出了问题。②患者的生活习惯及行为差异。如饮食习惯、饮酒、吸烟、喝咖啡、情绪紧张、肥胖等因素，均会对检查结果产生影响。例如有些人喜欢吃肥肉和动物内脏，有的喜欢用猪油或其他动物油炒菜吃，甚至在抽血检查前仍然暴饮暴食，检查时血脂就会升高；还有的人，在检查前不按照要求准备，没有做到空腹12~14小时，结果造成检查血脂结果异常。再比如，胆固醇和动物性脂肪摄入过多可能导致胆固醇轻度增高，糖类食物摄入过多、吸烟、肥胖等因素可能引起甘油三酯轻度增高。③临床因素，包括接受检查者原先患有的疾病，以及服用的药物情况。如糖尿病、甲状腺功能减退症等，可以引起胆固醇增高；重度的高甘油三酯，多与糖尿病、肝病、慢性肾炎等有关；而高密度脂蛋白胆固醇过低，则可能由遗传、营养不良、肝脏病变及缺乏运动等因素造成。

另外，目前所应用的不少药物都对血脂检查结果产生影响。如可使血脂升高的药物有：皮质类固醇（如泼尼松、地塞米松）、促肾上腺皮质激素、雌激素、肾上腺素、去甲肾上腺素、孕激素雌激素合用（口服避孕药）、β受体阻滞剂（心得安、心得平）、噻嗪类利尿剂（氢氯噻嗪）、青霉胺、氯丙嗪、硫脲嘧啶、水杨酸盐、三甲双酮、维生素A、维生素D、溴化物、碘剂、酒精、苯妥英钠和乙醚等。可使血脂降低的药物有：祛脂乙酯、对氨基水杨酸、秋水仙碱、甲状腺激素、甲状腺制剂、降糖灵、肝素、金霉素、卡那霉素、新霉素和巴龙霉素等。

其次，抽血的过程及标本的保存对血脂检测结果也会产生影响。如抽血前未静坐5分钟以上；抽血时止血带使用时间过长；标本中加入抗凝剂与防腐剂；标本保存温度及保存时间不符合要求等。

第三，血脂测定的方法。如血清甘油三酯，目前尚无公认的最佳测量方法；检测高密度脂蛋白胆固醇的磷钨酸镁沉淀法（PTA-Mg^{2+}法），检测低密度脂蛋白胆固醇的聚乙烯硫酸沉淀法（PSV法），这两种检查方法的结果都容易受高甘油三酯的影响；而实验方法的灵敏度及特异性也会对血脂检测结果造成影响。

第四，检测者血脂检测所使用的仪器和试剂。检测仪器的精确度和所选用的试剂稳定性，进行检测的技术员的水平等也会影响血脂测定的结果。

因此，在判断是否存在高脂血症或决定防治措施之前，至少应有两次血脂检验的记录。

查血脂为何要禁食12～14小时？

血脂是血浆中胆固醇、甘油三酯和类脂等的总称。通过超速离心的方法，可以把血浆脂蛋白分为乳糜微粒（CM）、极低密度脂蛋白（VLDL）、中间密度脂蛋白（IDL）、低密度脂蛋白（LDL）和高密度脂蛋白（HDL）。

正常人在空腹12小时后抽血，血清中没有乳糜微粒，血清清亮透明；如果在进食后或某些病理情况下，血液中含有大量的乳糜微粒，由于乳糜微粒的颗粒比较大，能使光线发生散射，血液外观混浊。如果把含有乳糜微粒的血清放在4℃条件下静置过夜，乳糜微粒会漂浮到血清表面，形状像奶油；同样，如果极低密度脂蛋白量增加，血清也会混浊。

目前已知，乳糜微粒和极低密度脂蛋白中的主要成分是甘油三酯。甘油三酯的水平受到遗传和环境的双重影响。而甘油三酯有一个特点，它与胆固醇不同的是，同一个人的甘油三酯的水平受到饮食和不同时间等因素的影响比较大，同一个人在不同时间多次测定时，或进食后，甘油三酯可能会有比较大的差异。

此外，国内可能采用的一些检测手段，如检测高密度脂蛋白胆固醇的磷钨酸镁沉淀法（PTA-Mg^{2+}法），检测低密度脂蛋白胆固醇的聚乙烯硫酸沉淀法（PSV法），两种检查方法的结果都容易受高甘油三酯的影响。

所以，鉴于甘油三酯的这个特点，为了尽量减少可能会引起检验误差的因素，查血脂前必须要禁食12~14小时，以避免饮食可能对甘油三酯检查结果造成影响。

高脂血症"家族"如何分型？

血脂异常通常指血清中胆固醇和（或）TG水平升高，俗称高脂血症。实际上血脂异常也泛指包括低HDL-C血症在内的各种血脂异常。分类较繁杂，最简单的有病因分类和临床分类两种，最实用的是临床分类。

（1）高脂血症病因分类法　即根据高脂血症的发病原因，通常分为原发性高脂血症和继发性高脂血症。

①原发性高脂血症：除了不良生活方式（如高能量、高脂和高糖饮食、过度饮酒等）与血脂异常有关，大部分原发性高脂血症是由于单一基因或多个基因突变所致。由于基因突变所致的高脂血症多具有家族聚集性，有明显的遗传倾向，特别是单一基因突变者，故临床上通常称为家族性高胆固醇血症（FH）。例如编码LDL受体基因的功能缺失型突变，或编码与LDL受体结合的Apo B基因突变，或分解LDL受体的前蛋白转化酶枯草溶菌素9基因的功能获得型突变，或调整LDL受体到细胞膜血浆表面的LDL受体调整蛋白基因突变可引起家族性高胆固醇血症。80%以上FH患者是单一基因突变所致，但高胆固醇血症具有多个基因突变的特性。家族性高TG血症是单一基因突变所致，通常是参与TG代谢的脂蛋白脂肪酶，或Apo C2，或Apo A5基因突变导致，表现为重度高TG血症（TG>10mmol/L），其发病率为1/100万。轻中度高TG血症通常具有多个基因突变特性。

②继发性高脂血症：继发性高脂血症是指由于其他疾病所引起的血脂异常。可引起血脂异常的疾病主要有：肥胖、糖尿病、肾病综合征、甲状腺功能减退症、肾功能衰竭、肝脏疾病、系统性红斑狼疮、糖原贮积症、骨髓瘤、脂肪萎缩症、急性卟啉病、多囊卵巢综合征等。此外，某些药物如利尿剂、非心脏选择性β受体阻滞剂、糖皮质激素等也可能引起继发性血脂异常。

（2）临床分类　根据临床血脂检测的基本项目总胆固醇（TC）、甘油三酯（TG）、低密度脂蛋白胆固醇（LDL-C）和高密度脂蛋白胆固醇（HDL-C）

的值分类。

①高胆固醇血症：单纯胆固醇升高。②高TG血症：单纯TG升高。③混合型高脂血症：总胆固醇和TG均有升高。④低HDL-C血症：HDL-C偏低。

血脂检测前后有哪些注意事项？

血脂一般包括总胆固醇（TC）、甘油三酯（TG）、高密度脂蛋白胆固醇（HDL-C）和低密度脂蛋白胆固醇（LDL-C）。此外，尚有载脂蛋白A1（Apo A1）、载脂蛋白B（Apo B）、脂蛋白（a）[Lp（a）]等。由于这些成分受多种因素，特别是受饮食的影响，故抽血检查前做适当的准备非常必要。

通常，人们一般只知道做血脂检查需要空腹，但对空腹多长时间及其他注意事项了解甚少，往往造成不准确的检验结果。例如李女士，因心慌、胸闷、四肢无力等症状到医院就诊，医生嘱其做相应的检查，包括血脂检验。周一清晨，李女士空腹来抽血，结果显示甘油三酯偏高。经检验医师详细询问后方知，双休日李女士全家聚会，她进食了大量高脂肪的食物，造成血脂升高的假象。那么，怎样做才能保证检验结果可靠并且能反映出真实的血脂情况呢？

受检查者正确做法是：

（1）抽血者在抽血检查前应保持处于稳定代谢状态，也就是说，至少有2周时间保持平时的饮食习惯，3天内避免高脂饮食，24小时内不饮酒，维持体重稳定，而且检查近期内无急性病、外伤、手术等意外情况。

（2）测定前24小时内不应进行剧烈体育运动。

（3）如血脂检测异常，在进一步处理前，应该在2个月内进行再次或多次测定，建议在同一家医院的实验室再次抽血复查，尽量减少或避免由于实验室误差或个体变异造成的假象。但每次检测至少要相隔1周。

（4）虽然有人认为胆固醇测定可不用禁食，但应注意饱餐后胆固醇会有所下降；对于甘油三酯和其他脂蛋白检测则需至少禁食12小时后采血。

具体做法：抽血当天空腹12~14小时。比如说，早晨8时~10时抽血，在采血前一天晚上8点以后就不能再进食（包括零食），可少量饮水。

（5）除卧床的患者外，一般都以坐位抽血，抽血前至少应坐位休息或保持安静5~10分钟（因为剧烈运动对血脂有一定的影响）。

（6）静脉穿刺抽血过程中，止血带使用不超过1分钟。一般来说，静脉穿刺成功后应即松开止血带，让血液缓缓吸入针管。

（7）对于未诊断高脂血症的人，在抽血前最好停止使用可能影响血脂的药物（如调脂药、避孕药、某些降血压药、激素等）数天或数周，否则应记录用药情况。

（8）妊娠后期，各项血脂都会增高，应在产后或终止哺乳后3个月查血，才能反映其基本的血脂水平。

（9）急性冠状动脉事件发生后，应在24小时内抽血检查，否则会因脂蛋白的结构或浓度改变而影响结果的准确性。

在判断是否存在高脂血症或决定防治措施之前，至少应有2次血脂检验的记录。

怎样自我检测及早发现高脂血症？

早期血脂异常者往往无明显症状，而其对血管的损害是长期的，隐匿的，因此高脂血症被称为"隐形杀手"。研究表明，随着社会发展，高脂血症有年轻化趋势。这主要与年轻人不健康的工作方式（工作压力过大、长期静坐、精神紧张、焦虑等）、不健康的生活方式（少动、长期熬夜等）和不合理的饮食习惯（过量食用高脂肪食物、酗酒、吸烟等）等因素有关。

俗话说，"冰冻三尺，非一日之寒"。要想将高脂血症的危害降到最低，最重要的是早期预防。中青年时的过度消耗与透支，可使组织器官提前衰老，过早地发生老年病，等到六七十岁时才开始注意，已经太晚了，各脏器组织的衰老已不可逆转，所以预防也要从中青年开始。那么怎样进行早期预防呢？

血脂异常主要是通过临床医生的日常工作来检出的，故定期到医院进行检测十分必要，是及早发现高脂血症的一个重要途径。那么，有哪些人应该进行定期检测呢？严格来说，为了个人健康，提倡每个人都定期、主动到医院进行检测；而作为临床医生，应该认识到，需要进行血脂测定的人群应包括所有到医院就诊的代谢紊乱和心血管病易患人群，同时也包括到医院进行常规健康体检的人群。

《中国成人血脂异常防治指南》建议：20岁以上的健康成年人至少每5年测量1次空腹血脂，包括总胆固醇、甘油三酯、低密度脂蛋白胆固醇和高密度脂蛋白胆固醇的测定。对于缺血性心血管病及其高危人群，则应每3~6个月测定1次血脂。对于因缺血性心血管病住院治疗的患者，应在入院当时或入院24小时内检测血脂。建议40岁以上的男性和绝经期后女性应每年检查1次血脂。

那么哪些人易得高血脂？简单概括来说，主要有以下几类：有高脂血症家族史者，体型肥胖者，中老年人，长期大鱼大肉高脂、高糖饮食者，绝经后妇女，长期吸烟、酗酒者，习惯于静坐、少运动的人，生活无规律、情绪易激动、精神处于紧张状态者，患有肝肾疾病、糖尿病、高血压等血管疾病者。

据此，《中国成人血脂异常防治指南》建议，血脂检测的重点对象为：①有动脉粥样硬化性心血管疾病病史者；②存在多项动脉粥样硬化性心血管疾病危险因素（如高血压、糖尿病、肥胖、吸烟）的人群；③有早发性心血管病家族史者（指男性一级直系亲属在55岁前或女性一级直系亲属在65岁前患缺血性心血管病），或有家族性高脂血症患者；④皮肤或肌腱黄色瘤及跟腱增厚者。

总之，为防患于未然，请您经常进行健康体检，并且定期自我排查一下，看自己是否可能存在高脂血症的危险。如果您属于下述情况，如高脂血症家族史、肥胖、高血压、皮肤黄色瘤或已有冠心病、脑中风、糖尿病、肾脏疾病、中老年、绝经后妇女、长期高糖饮食，请您及早检查血脂。如果您已经是心血管疾病的高危人群和高血脂患者，请务必听从医生指导，定期复查血脂。

儿童怎样发现血脂异常？

近些年小胖墩很普遍，但家长普遍不知道，胖孩子多伴有血脂紊乱，他们成年后容易患心血管疾病。据调查，北京地区儿童血脂异常的患病率为9.61%，而且与血脂异常密切相关的肥胖和代谢综合征逐渐成为威胁我国儿童健康的严重问题。我国长江学者特聘教授、北京大学第一医院（北大医院）著名小儿心血管病专家杜军保教授呼吁，儿童血脂异常不容忽视。

血脂紊乱是指血浆中某类或某几类脂蛋白的水平升高、高密度脂蛋白胆固醇（"好胆固醇"）含量降低，使很多成人病起源于儿童时期。小胖墩成年后容易变成大胖子，他们儿时的血脂代谢紊乱，是成人后患冠心病等的首要危险因素。小胖墩成年后还易患脂肪肝、胆石症、胰腺炎、酮体症等多种动脉粥样硬化性疾病。

北大医院儿科杜军保教授曾带领的课题组，对北京市7个城区、郊区的19593名儿童青少年进行了调查，检测其空腹血总胆固醇和甘油三酯水平及身高、体重、腰围、血压，计算出体重指数及腰围身高比值，分析这些指标与血脂水平的关系。结果表明：北京地区儿童血脂紊乱的患病率为9.61%。调查表明，儿童血脂增高甚至紊乱的主要因素有二：一是吃得好。饮食中高脂肪的油炸食品和高糖类化合物的甜食、软饮料摄入增加。二是动得少。不少小胖墩缺少锻炼，运动偏少，消耗减少，使体内脂肪堆积。也有较少部分是先天性的，即有家族史，有遗传基因，治疗起来较为困难，药物效果也不是很好。研究发现，人体脂肪细胞数在胎儿出生前3个月、生后第1年和11~13岁这三个阶段增长最快，若这三个时期肥胖，可引起脂肪细胞增多型肥胖，治疗困难，容易出现高脂血症。

大多数血脂增高的孩子没有明显的临床表现，只是以肥胖为突出特征。严重时，有的孩子眼角、手臂、肘部等处皮肤可见黄色瘤，临床检测有脂肪肝，极少数孩子甚至发生胰腺炎。父母有高脂血症、高血压、早发冠心病等家族遗传因素，孩子出现高脂血症的倾向就增加。这些孩子长大后，是动脉粥样硬化、冠心病的后备军，很容易出现成人慢性疾病。

因此，及早发现儿童高脂血症，并对其进行生活方式的干预、做好早期预防和药物治疗，就能够有效地控制其血脂异常。通过分析得出，北京市小儿血脂紊乱发病的高危因素为体重指数（BMI）、腰臀比（WHR）、舒张压和家族史四项，建议不同性别和年龄阶段的儿童，可根据BMI、WHR、血压及阳性家族史筛查出小儿血脂紊乱的高危人群，进而进行空腹血浆血脂成分的检测。

因此，在儿童体检时，应常规检测身高、体重、腰围、臀围、血压、计算BMI和WHR，进行筛选，对于有血脂紊乱危险的儿童进一步检测血脂。

应注意的是，儿童特别是婴幼儿作血脂测定时，因为难以像成人一样先行禁食再抽血，而血胆固醇水平又不受禁食与否的影响，所以对小儿进行血脂检查时，可在不禁食状态化验血胆固醇浓度。若结果异常，应在2~3周内复查，并考虑进行全面的血脂检测。小儿采血量多时常较困难，有人建议采用微量法检测。

关于儿童高脂血症的诊断标准，2009年中国《儿童青少年血脂异常防治专家共识》制定的标准见表4-2。

表4-2　2岁以上儿童青少年血脂异常诊断标准

标准	总胆固醇 [mmol/L (mg/dl)]	低密度脂蛋白胆固醇 [mmol/L (mg/dl)]	甘油三酯 [mmol/L (mg/dl)]	高密度脂蛋白胆固醇 [mmol/L (mg/dl)]
合适水平	<4.40（170）	<2.85（110）	—	—
临界高值	4.40~5.15（170~199）	2.85~3.34（110~129）	—	—
高脂血症	≥5.18（200）	≥3.37（130）	≥1.70（150）	—
低HDL-C血症	—	—	—	≤1.04（40）

儿童继发性高血脂比较少见，其病因与成人不同，主要是肾病综合征、甲状腺功能减退、系统性红斑狼疮等，因此对于血脂代谢紊乱的儿童，要

针对上述疾病进行相关检查，以明确是否存在引起继发性血脂异常的因素。

老年人血脂异常需做哪些检查？

随着年龄的增长，人体各器官和组织都会出现不同程度的衰退。老年人血脂代谢也受影响；而且随着生活水平的提高，运动减少，摄入过量的高脂肪食物，因此老年人高脂血症的发生率，远远高于中青年。老年人作为一个特殊的群体，其血脂异常也有独特性，与年龄、性别、自然环境条件、饮食结构和生活习惯等有关。

男性血清总胆固醇（TC）和低密度脂蛋白胆固醇（LDL-C）从20岁以后稳定上升，一直到64岁左右开始缓慢下降；甘油三酯（TG）在成年期后呈持续上升趋势，50~60岁开始下降。女性血清总胆固醇（TC）和低密度脂蛋白胆固醇（LDL-C）在25岁后缓慢上升，绝经期后上升较快，60~70岁时达到高峰；甘油三酯（TG）成年期后持续上升，70岁以后开始下降。

随年龄增长，高脂血症便造成心血管系统和其他脏器的明显受累。因此，老年人因血脂异常所致的冠心病、脑卒中等疾病多于青年人或中年人。血脂异常还可能加重老年期痴呆。老年人的血脂异常更容易引起肾动脉硬化、肾功能衰竭，诱发肢体坏死、溃烂等。最新研究还发现高脂血可能与老年人癌症的发病有关。

老年人在通过常规血脂测定，确诊存在血脂异常后，还需进一步全面检查。

首先，明确是否存在其他疾病所致继发性高脂血症，如甲状腺疾病、糖尿病、肾脏疾病、肝脏疾病等，其中最常见是糖尿病、甲状腺功能减退和肾病综合征。因此需要检查甲状腺和肝脏、胆囊、肾脏等脏器，测定尿蛋白、血糖、糖化血红蛋白、血胰岛素，检查肾功能、肝功能、甲状腺功能等项目。

其次，是要进行相关检查，以明确是否因血脂异常已导致并发症。检查血糖，血黏度，肝、肾功能等和有关的心脑血管疾病的相关的内容十分必要。例如血黏度检查，如果脂肪特别高，血黏度绝对升高，当然高脂血症不是血黏稠主要的因素，除了血脂高可以让血黏度增加外，血糖高也可以让血黏度增加，另外细胞成分很多，比如红细胞、白细胞特别高，也能引起血黏度增高，但是高脂血症跟血黏度之间有正比的关系，血脂越高，血黏度就越大。血清甘油三酯升高伴肥胖者多有体内胰岛素抵抗和高胰岛素血症，应做葡萄糖耐量试验，排除糖尿病。此外，应常规测定血清尿酸含量，以排除高尿酸血症，测定尿微量蛋白以了解是否存在早期肾脏病变。同时建议检查心脏彩超，颈动脉、椎动脉、肾动脉及脑血管超声检查，了解动脉粥样硬化程度，明确血管内是否已存在斑块，必要时还可进一步做头颅及心脏CT等检查，以了解是否存在脑梗死及冠心病。

建议中老年人最好能每半年或一年进行一次血脂检查，以便随时了解和调整健康状况。同时，要培养健康的生活方式，平时要控制体重，注意饮食清淡，减少盐、脂肪和糖的摄入，戒除烟酒，学会应付压力，保持良好的心态，还要多做运动。

治疗篇

◆ 为什么说"降低血脂，减少疾病"？

◆ 高脂血症的治疗要达到什么标准？

◆ 膳食与血脂有何关系？

◆ 高脂血症的饮食宜忌有哪些？

◆ 高脂血症患者如何对症进食？

◆ ……

为什么说"降低血脂，减少疾病"？

血脂一般是指人体血液中所含的脂类，其主要成分是人们所熟知的胆固醇和甘油三酯，两者必须与血液中特殊的蛋白质即载脂蛋白结合形成脂蛋白才能被运输至组织进行代谢。血浆中脂蛋白分为：乳糜微粒、极低密度脂蛋白、中间密度脂蛋白、低密度脂蛋白和高密度脂蛋白。

形象地说，总胆固醇、甘油三酯和低密度脂蛋白常被比喻为是血脂成分中的"坏分子"，而高密度脂蛋白因其具有抗动脉粥样硬化的作用，可以被看作血脂成分中的"好帮手"。这主要是由于血液中60%以上的胆固醇会与低密度脂蛋白结合，因此低密度脂蛋白升高的患者常同时伴有总胆固醇增高；而高密度脂蛋白则是一种独特的脂蛋白，它可以回收体内衰老和死亡细胞上的胆固醇，并运送至肝脏代谢和清除。目前在临床中发现，高脂血症、动脉粥样硬化的发生与血中胆固醇和低密度脂蛋白浓度升高相一致，但却与高密度脂蛋白浓度升高相反。

一般而言，当血液中总胆固醇、甘油三酯和低密度脂蛋白胆固醇的水平高于正常或高密度脂蛋白胆固醇水平低下时，即为通常所说的高脂血症。有高脂血症家族史者，体型肥胖者，中老年人，绝经后妇女，长期吸烟、酗酒者，习惯于静坐者，生活无规律、情绪易激动者，肝肾疾病、糖尿病、高血压等疾病患者容易得高脂血症。

高脂血症对身体的损害是隐匿、逐渐、进行性和全身性的。早期多数人没有症状，这也是很多人不重视早期诊断和早期治疗的重要原因。长期血脂增高的直接后果是脂质尤其是胆固醇侵入大血管壁、沉积、集聚，促使动脉内膜平滑肌细胞和纤维细胞增生，它的直接损害是加速全身动脉粥样硬化，因为全身的重要器官都要依靠动脉供血、供氧，一旦动脉被粥样斑块堵塞，就会导致严重后果。这种情况如果发生在心脏冠状动脉，则呈现冠心病的系列症状；发生在脑血管，就会出现中风的表现；如果发生在肾脏，会引起肾动脉硬化、肾功能衰竭；发生在下肢，就会出现肢体坏死、溃烂；如果堵塞眼底血管，将导致视力下降甚至失明。大量研究资料表明，高脂血症是脑卒中、冠心病、心肌梗死、心脏猝死等疾病独立而重要的危险因素。高脂血症患者患心脏病的概率是正常人的4倍。近年我国冠心病死亡率不断增加，胆固醇水平升高的影响占77%，明显超过糖尿病和吸烟，成为首要致病性危险因素。此外，高脂血症也是促进高血压、糖耐量受损、糖尿病的一个重要危险因素。高脂血症还可导致脂肪肝、肝硬化、胆石症、胰腺炎、眼底出血、失明、周围血管疾病、跛行、高尿酸血症等。有些原发性和家族性高脂血症患者还可出现腱状、结节状、掌平面及眼眶周围黄色瘤、青年角膜弓等。

高脂血症对机体具有相当大的危害性，可以导致一系列疾病的发生。所以说，降低血脂，减少疾病。

高脂血症的治疗要达到什么标准？

血脂异常作为脂质代谢障碍的表现，也属于代谢性疾病，但其对健康的主要危害是增加动脉粥样硬化性心血管疾病（atherosclerotic cardiovascular disease，ASCVD）的发病危险。临床上能检测的血脂项目较多，其基本检测项目为总胆固醇（TC）、甘油三酯（TG）、高密度脂蛋白胆固醇（HDL-C）和低密度脂蛋白胆固醇（LDL-C）。以LDL-C或TC升高为特点的血脂异常是ASCVD重要的危险因素；降低LDL-C水平，可显著减少ASCVD的发病及死亡危险。其他类型的血脂异常，如TG增高或HDL-C降低与ASCVD发病危险的升高也存在一定的关联。有效控制血脂异常，对我国ASCVD防控具有重要意义。

基于多项对不同血脂水平的中国人群ASCVD发病危险的长期观察性研究结果，并参考了国际范围内多部血脂相关指南，我国专家制定了《中国成人血脂异常防治指南（2016年修订版）》，提出了对我国人群血脂成分合适水平及异常切点的建议，主要适用于ASCVD一级预防的目标人群（见表4-1）。

个体发生ASCVD危险的高低不仅取决于胆固醇水平高低，还取决于同时存在的ASCVD其他危险因素的数目和水平。在进行危险评估时，已诊断ASCVD者直接列为极高危人群；符合如下条件之一者直接列为高危人群：①LDL-C≥4.9mmol/L（190mg/dl）。②1.8mmol/L（70mg/dl）≤LDL-C<4.9mmol/L（190mg/dl）且年龄在40岁及以上的糖尿病患者。符合上述条件的极高危和高危人群不需要按危险因素个数进行ASCVD危险分层。不具有以上3种情况的个体，在考虑是否需要调脂治疗时，应评估10年ASCVD发病危险，按<5%，5%~9%和≥10%分别定义为低危、中危和高危（表5-1）。

表5-1 10年ASCVD发病危险评估标准

危险因素个数*		血清胆固醇水平分层（mmol/L）		
		3.1≤TC<4.1（或）1.8≤LDL-C<2.6	4.1≤TC<5.2（或）2.6≤LDL-C<3.4	5.2≤TC<7.2（或）3.4≤LDL-C<4.9
无高血压	0~1个	低危（<5%）	低危（<5%）	低危（<5%）
	2个	低危（<5%）	低危（<5%）	中危（5%~9%）
	3个	低危（<5%）	中危（5%~9%）	中危（5%~9%）
有高血压	0个	低危（<5%）	低危（<5%）	低危（<5%）
	1个	低危（<5%）	中危（5%~9%）	中危（5%~9%）
	2个	中危（5%~9%）	高危（≥10%）	高危（≥10%）
	3个	高危（≥10%）	高危（≥10%）	高危（≥10%）

注：*包括吸烟、低HDL-C及男性≥45岁或女性≥55岁。慢性肾病患者的危险评估及治疗请参见特殊人群血脂异常的治疗。ASCVD：动脉粥样硬化性心血管疾病；TC：总胆固醇；LDL-C：低密度脂蛋白胆固醇。

由于国内外研究已经揭示危险因素水平对年龄低于55岁的人群的余生危险有影响，本次指南修订建议对ASCVD 10年发病危险为中危的人群进行ASCVD余生危险的评估，以便识别出中青年ASCVD余生危险为高危的个体，对包括血脂在内的危险因素进行早期干预。对于ASCVD 10年发病危险为中危的人群，如果具有以下任意2项及以上危险因素者，其ASCVD余生危险为高危。这些危险因素包括：①收缩压≥160mmHg或舒张压≥100mmHg；②non-HDL-C≥5.2mmol/L（200mg/dl）；③HDL-C<1.0mmol/L

（40mg/dl）；④体重指数（body mass index，BMI）≥ 28kg/m^2；⑤吸烟。

血脂异常治疗的宗旨是防控ASCVD，降低心肌梗死、缺血性卒中或冠心病死亡等心血管病临床事件的发生危险。大量临床研究反复证实，只要能使血清LDL-C水平下降，就可稳定、延缓或消退动脉粥样硬化病变，并能显著减少ASCVD的发生率、致残率和死亡率。所以，指南推荐以LDL-C为首要干预靶点。而高TG血症患者体内有残粒脂蛋白升高，后者很可能具有致动脉粥样硬化作用，所以把non-HDL-C作为次要干预靶点。不同危险人群需要达到的LDL-C/non-HDL-C治疗目标值有很大不同（表5-2）

表5-2　不同ASCVD危险人群降LDL-C/non-HDL-C治疗达标值

危险等级	LDL-C	non-HDL-C
低危、中危	<3.4mmol/L（130mg/dl）	<4.1mmol/L（160mg/dl）
高危	<2.6mmol/L（100mg/dl）	<3.4mmol/L（130mg/dl）
极高危	<1.8mmol/L（70mg/dl）	<2.6mmol/L（100mg/dl）

注：ASCVD：动脉粥样硬化性心血管疾病；LDL-C：低密度脂蛋白胆固醇；non-HDL-C：非高密度脂蛋白胆固醇。

如果LDL-C基线值较高，降脂药物标准治疗3个月后，难以使LDL-C降至基本目标值，则可考虑将LDL-C至少降低50%作为替代目标。临床上也有部分极高危患者LDL-C基线值已在基本目标值以内，这时可将其LDL-C从基线值降低30%左右。non-HDL-C目标值比LDL-C目标值约高0.8mmol/L（30mg/dl）。

目前许多专家提倡，针对ASCVD及其高危人群，应采用积极强化降低LDL-C的治疗措施。为了使这种观点能得以推广，常简单地表述为降低LDL-C的治疗方针是"越低越好"。然而，也有部分专家并不认同这种提法。若从字面上理解"越低越好"，将低密度脂蛋白胆固醇降低至零应为最好。众所周知，胆固醇是人体生理必需物质，是组织细胞不可缺少的重要物质，它不仅参与形成细胞膜，而且是合成胆汁酸、维生素D以及甾体激素的原料。低胆固醇血症对机体存在一定的危害，会影响机体免疫系统功能的正常发挥。将低密度脂蛋白胆固醇降至极低或零，会造成某些生理障碍或疾病。因而，对于低密度脂蛋白胆固醇降至极低可能带来的潜在危害性应予关注。

首先，应了解人体生理需要的最低低密度脂蛋白胆固醇水平。一般认为，人类对低LDL-C水平耐受良好，LDL-C低至0.6~1.6mmol/L（25~60mg/dl）足够满足生理需要。新生儿的低密度脂蛋白胆固醇浓度为0.8mmol/L（30mg/dl），提示如此低水平的低密度脂蛋白胆固醇是安全的。有学者从冠心病的防治和人体低密度脂蛋白胆固醇生理需要量两方面进行考虑，提出人类合适的低密度脂蛋白胆固醇水平为1.3~1.8mmol/L（50~70mg/dl）。

除积极干预胆固醇外，血清TG的合适水平为<1.7mmol/L（150mg/dl）。当血清TG≥1.7mmol/L（150mg/dl）时，首先应用非药物干预措施，包括治疗性饮食、减轻体重、减少饮酒、戒烈性酒等。若TG水平仅轻、中度升高［2.3~5.6mmol/L（200~500mg/dl）］，为了防控ASCVD危险，虽然以降低LDL-C水平为主要目标，但同时应强调non-HDL-C需达到基本目标值。对于严重高TG血症患者，即空腹TG≥5.7mmol/L（500mg/dl），为防止急性胰腺炎的发生，应首先考虑使用主要降低TG和VLDL-C的药物。对于HDL-C<1.0mmol/L（40mg/dl）者，主张控制饮食和改善生活方式，目前无药物干预的足够证据。

膳食与血脂有何关系？

简单来说，血脂包括脂肪（甘油三酯）和类脂。脂肪是体内重要的储能和供能物质，占体内总脂量的95%左右，并随膳食、能量消耗情况变化较大，称为"可变脂"；类脂主要包括磷脂和胆固醇等，占全身脂类总量的5%左右，其含量一般不随机体营养状况变动，因此又称为"固定脂"。我们都知道，油和水是不相溶的，那么血脂怎样才能与我们人体的血液"打成一片"呢？它需要与一种叫作载脂蛋白的物质相结合形成脂蛋白，才能溶于血液中。脂蛋白包括乳糜微粒CM、极低密度脂蛋白VLDL、中间密度脂蛋白 IDL、低密度脂蛋白 LDL、高密度脂蛋白 HDL、脂蛋白 a。其中乳糜微粒主要运输食物中的脂肪，而极低密度脂蛋白（VLDL）和低密度脂蛋白（LDL）主要运输体内的甘油三酯和胆固醇。

人类的食物脂类主要是甘油三酯和少量磷脂、胆固醇。甘油三酯包括植物油，如菜油、豆油，以及动物脂肪，如猪肉、猪油中脂肪。而鸡蛋、动物内脏尤其是脑组织中富含胆固醇。

而食物中的脂肪酸分为饱和脂肪酸（SFA）、单不饱和脂肪酸（MUFA）和多不饱和脂肪酸（PUFA）三类，其中不饱和脂肪中还包括反式脂肪酸。多不饱和脂肪酸（PUFA）又分为 ω–3 系列和 ω–6 系列。膳食中饱和脂肪酸主要来源于动物性脂肪、奶油、椰子油等，它们对血脂的影响较为显著，而血浆不饱和脂肪酸主要来源于深海的鱼油，可降血脂、防治心脑血管疾病。可见膳食脂类的摄入直接影响血脂的水平。

除了脂类的摄入可直接引起血脂的变化，还有哪些食物可影响血脂呢？

糖类化合物，主要来源于粮食，其摄入过多可加速脂蛋白的合成，易引起血脂异常升高。蛋白质，主要来源于肉类、奶类、蛋类等，摄入过多也易引起血脂的升高。而膳食纤维，主要来源于植物性纤维，如蔬菜、水果，能降低血浆胆固醇。

维生素 C 主要来源于新鲜水果与蔬菜，可降低血胆固醇、缓解动脉粥样硬化。维生素 E 来源于各种油料种子、植物油，对防治动脉粥样硬化有积极作用。烟酸主要来源于鱼类、肉类、奶类及蔬菜，有解脂作用，能降低低密度和极低密度脂蛋白胆固醇的浓度。

一些微量元素也能调节血脂状态、影响动脉硬化。缺铜的动物体内血清总胆固醇水平升高；在遗传性铜转运紊乱（Menkes 综合征）的患者体内，铜含量严重低下，而血清 LDL–C 异常升高。铜广泛分布于各种食物，如坚果、豆类、谷类、贝类等。缺锰与缺铬相似，会引起葡萄糖耐量降低及脂质代谢异常。日常食物普遍含锰，如黑木耳、黄花菜、肝、海参、核桃等；动物性食物、海产品普遍含铬。

由此可见，饮食因素与血脂有必然的联系，膳食结构的调整是预防和治疗血脂异常的基础。适当控制饮食中脂类、糖类化合物、蛋白质的摄入，恰当进食不饱和脂肪酸、膳食纤维、维生素C、维生素E、烟酸等，有利于降低血脂，防治动脉硬化。

高脂血症的饮食宜忌有哪些？

高脂血症是一种与生活方式密切相关的疾病。中国居民营养与健康状况调查显示：中国居民膳食结构不合理，畜肉类及油脂消耗过多，谷类食物消耗偏低。不合理的膳食结构导致国人摄入饱和脂肪酸和胆固醇过多，高脂血症患病率上升。因此，防胜于治，我们要牢记饮食宜忌。

高脂血症患者在选择食物时要保持"四低一高"的原则，即低热量、低脂肪、低胆固醇、低糖及高纤维，膳食方面注意粗细搭配。在我国，大米和面粉是主要的粮食来源，而营养学家推荐玉米和燕麦，可与它们配合食用。

除谷类以外，豆类、淡水鱼、植物油、含植物纤维素较多的绿色植物（如蔬菜）含胆固醇较少，尤其是蔬菜中的钾、镁含量均很丰富，另外还富含维生素C和胡萝卜素，能降低胆固醇、保护动脉壁，应鼓励适当多吃。至于每一个人的饮食量与种类等，尚需结合具体情况，请医师指导和选用。

（1）饮食忌过咸，咸味有"百味之王"之美誉，我们生活中基本所有的菜品都离不开咸味，食盐是咸味之首，可以增味、解腻、杀菌、防腐，每天摄入一定的盐可以保持我们人体基本的新陈代谢。但是很多人不知道的是，盐分中的钠离子会锁住体内的水分而导致水肿和体重增加。因此，高脂血症患者每天不宜进食过多的盐，应小于6g为宜。

（2）忌食油腻、高胆固醇食物，主要是炒菜时放油过多、过度摄入动物性食物，如内脏、肥肉、蛋黄、蟹黄等，食后可直接升高血脂。

（3）忌太多甜食，尤其是心血管病患者和老年人不宜多吃，糖类在体内可转变为过剩的脂类，造成体脂过多和血脂升高，并进一步引起动脉粥样硬化、冠心病及脑血栓等。老年人的骨质缺钙，过量的糖会引发骨质疏松，且老年人的胰腺功能降低，糖过量易诱发糖尿病甚至加重脂肪代谢紊乱和动脉粥样硬化。

（4）忌晚餐时间太晚和进食过量晚餐，时间过晚，会促进动脉硬化的发生，因此晚餐应早吃，且吃得清淡。因为晚间活动量少，能量消耗少，故晚餐过量，可增加脂肪贮存，导致肥胖。

（5）忌盲目节食，长期限制饮食，体内缺糖会造成严重的营养不良，从而加重病情和伤害身体。但也要避免饮食过量，尤其要限制膳食中的总热量，有些人虽不吃荤腥油腻，但饭量过大时多余的糖类可转变为脂肪储存起来，影响血脂水平。特别是高脂血症患者，要做到自主控制饮食，学会细嚼慢咽，让自己的饮食行为变得有意识，相信一定能通过饮食控制减轻病情。

（6）忌烟酒，吸烟者体内高密度脂蛋白含量低，不利于胆固醇排出。长期饮酒者可使血脂升高，心脏功能减弱，心脏肥大，形成"啤酒心"。

（7）忌多饮咖啡和浓茶，多饮咖啡会使血脂升高，加重病情；喝茶虽好，但常饮浓茶可引起失眠和心律失常，故有害于健康。

（8）少吃植物性奶油，大家都知道动物性奶油不宜多吃，因为动物性奶油含有大量饱和脂肪酸和胆固醇，可以说是"心血管的大敌"，但是植物性奶油一定就比动物性奶油健康吗？其实不然。植物脂肪本身并不含有饱和脂肪酸，为了追求口感，在制作过程中加入了氢分子来提高油脂的硬度和口感，这样原本相对健康的植物性奶油因此具有了"反式脂肪"，这种人造脂肪破坏了人体原本所具有的脂质代谢机制，造成的心血管疾病的风险更大，所以植物性奶油更不宜多吃。

（9）宜适当饮茶，茶叶中含有茶碱和鞣质，不仅可以兴奋神经、利尿、消暑，还能有效调整脂代谢紊乱、增加血管弹性、防治脂质沉积。因此适当饮茶多有裨益。茶有红茶、绿茶、花茶等多个品种，其中，绿茶是未经发酵的茶，所含各种营养素比经发酵加工的红茶多，在调节血脂代谢、防治动脉粥样硬化方面的作用也相对优于红茶。

（10）水果进食量不可过大，水果富含维生素C，那为什么高脂血症患者要适当控制水果摄入量呢？这是因为，水果富含果糖，果糖是极易被小肠吸收的单糖，而单糖在体内可转换为甘油三酯蓄积。此外单糖升高也会促进胰岛素的分泌。因此，营养学家认为，水果摄取热量为日均335~418千焦最为理想，比如苹果大半个、香蕉中等大小1根、猕猴桃2个、草莓10颗等。

（11）宜掌握正确的烹饪方法，设法保存食物中原有的营养素，避免其在烹饪过程中遭到破坏。比如：①煮，可先大火煮开再转为小火，这样食物的营养物质与有效成分能很好地保留在汤汁中。②蒸，可将食物包好材料后隔水蒸，蒸出的食物原汁原味，是保健食疗里最常用的一种方法。③凉拌，一般可将食物洗净后用开水烫后调味。④炖，和煮类似，将食物洗净切块与调料一起倒入锅中，大火烧开转小火至炖烂，原汁原味，易于消化。⑤熬，是在煮的基础上将食物烧成汤汁，比炖的时间长，适合老年人、身体衰弱的患者食用。

其实，只要在生活中多花点心思，学会聪明的饮食，吃得健康和吃得美味并不矛盾。

高脂血症患者如何对症进食？

高脂血症可分为高胆固醇血症、高甘油三酯血症和混合型高脂血症。流行病学调查资料显示，平时摄食含饱和脂肪酸和胆固醇多的人群，其平均血脂水平，尤其是血清总胆固醇水平较高。对症进食不仅能帮助控制血脂水平，又能防止营养摄入不均衡。这包含两方面的意义：第一，所采取的饮食措施既要达到降低血脂至理想范围的目的，又要使患者获得足够的营养供给，膳食营养均衡，保证身体健康。有些高脂血症患者肉不吃、蛋不吃、鱼不吃的片面做法，并不可取。第二，饮食治疗应根据不同的高脂血症的类型而异，因人而异，不可生搬硬套。下面对不同类型高脂血症的饮食治疗，作一个原则性介绍。

（1）高胆固醇血症仅有血胆固醇含量增高，而甘油三酯含量正常的患者，饮食治疗的要点是：

第一，患者应忌吃或少吃含胆固醇高的食物，每天胆固醇总摄入量控制在200mg以下。胆固醇含量高的食物包括动物的脑子、脊髓、内脏、蛋黄（每只鸡蛋蛋黄含250~300mg胆固醇，比如每周不宜超过2个）、贝壳类（如蚌、螺蛳等）和软体类（如鱿鱼、墨鱼、鱼子等）。

第二，患者应该摄食适量的胆固醇含量不太高的营养素。包括瘦的猪肉、牛肉、无皮鸭肉、无皮鸡肉、鱼类和奶类，这些食物的胆固醇含量并不高。例如，每瓶牛奶仅含胆固醇30mg，其他几种食物每100g中也仅含胆固醇100mg左右，可适量进食。但是一些奶制品还是尽量不要食用了，例如奶油、黄油、冰淇淋、奶昔等奶制品中就含有大量的胆固醇成分。同时应限制用动物性脂肪进行烹调，而改为植物油烹调。计算表明，如烹调不用动物油，则每个患者每月吃植物油（豆油、玉米油、菜油等）500~750g比较理想。当然植物油虽好，但也不宜过量，否则也会导致血甘油三酯水平升高。

第三，多吃蔬菜，适当补充瓜果，以增加膳食纤维的摄入，帮助我们清除过多的胆固醇。

第四，多吃些有降胆固醇作用的食物，如大豆及其制品、洋葱、大蒜、金花菜（草头）、香菇、木耳等。这些食物中，有的还同时具有抗凝血作用，对预防血栓形成和冠心病也有好处。

（2）高甘油三酯血症是指仅有血甘油三酯含量增高，而胆固醇含量正常的患者，其饮食治疗的要点与上面不同。关键在于以下几点：

第一，限制总热量，不吃高脂餐，控制进食量，适当运动，戒烟限酒，使体重达到并维持在标准范围。

标准体重可用下列公式计算：男性（kg）：身高（cm）−105；女性（kg）：身高（cm）−107。

第二，适当限制脂肪摄入，饱和脂肪酸过多，可使甘油三酯升高，并有加速血液凝固作用，促进血栓形成。而不饱和脂肪酸能够使血液中的脂肪酸向着健康的方向发展，能够减少血小板的凝聚，并增加抗血凝作用。能够降低血液黏度。因此提倡多吃海鱼，以保护心血管系统，降低血脂。烹调时，应采用植物油。

第三，适当限制胆固醇，胆固醇是人体必不可少的物质，但摄入过多则害处很大。植物固醇存在于稻谷、小麦、玉米、菜籽等植物中，植物固醇在植物油中呈现游离状态，确有降低胆固醇作用，而大豆中豆固醇有明显降血脂的作用。提倡多吃豆制品。允许患者每周吃3个鸡蛋，其他含胆固醇食物也可适当食用，总胆固醇摄入量控制在300mg/d以下。

第四，限制甜食，此类患者对糖类特别敏感，吃糖可使其甘油三酯含量更加增高。因此，白糖、红糖、水果糖、蜜糖以及含糖的食品和药物等应尽量少吃或不吃。

第五，适当增加蛋白质的摄入，宜选择富含优质蛋白质的食物，且植物蛋白质的摄入量要在50%以上，比如大豆蛋白及其制品。

第六，适当减少糖类化合物的摄入量，不要过多吃糖和甜食，因为糖可转变为甘油三酯。每餐应七、八分饱。应多吃粗粮，如小米、燕麦、豆类等食品，这些食品中纤维素含量高，具有降血脂的作用。

第七，多吃富含维生素、无机盐和纤维素的食物。多吃蔬菜，充分补充鲜果，它们含维生素C，无机盐和纤维素较多，能够降低甘油三酯、促进胆固醇的排泄。

（3）混合型高脂血症患者血胆固醇和甘油三酯含量都增高，饮食治疗的要点是将上面两型结合起来。即适当限制胆固醇和动物脂肪，控制进食总热量，忌吃甜食，戒酒，适当增加植物油、豆类及其制品，多吃蔬菜、充分补充瓜果和某些有降脂作用的食物以减轻体重、控制血脂水平。

高脂血症饮食治疗的标准与目标是什么？

有研究表明，在东方人群中血清总胆固醇每增加0.6mmol/L（23mg/dl），冠心病发病的相对危险增加34%。因此在东方人群中防治高脂血症是预防冠心病的重要措施之一。影响血脂水平的因素是膳食脂肪、胆固醇和饱和脂肪酸，以及总热量的摄入过多与消耗不平衡而导致超重和肥胖。因此膳食治疗的主要内容是降低脂肪、胆固醇和饱和脂肪酸的摄入量，以及控制总热量和增加体力活动来达到热量摄入与消耗的平衡。这是治疗高脂血症的基础，要贯彻在降脂治疗（包括药物治疗）的全过程中。饮食与非调脂药物治疗后3~6个月复查血脂水平，如能达到要求即继续治疗，但仍要每6个月至1年复查一次，如持续达到要求，则每年复查一次。（表5-3）

表5-3　高脂血症患者的开始治疗标准值及治疗目标值

影响因素	饮食疗法开始标准	药物治疗开始标准	治疗目标值
动脉粥样硬化病（-）其他危险因子（-）	TC>5.72mmol/L（220mg/dl）LDL-C>3.64mmol/L（140mg/dl）	TC>6.24mmol/L（240mg/dl）LDL-C>4.16mmol/L（160mg/dl）	TC>5.72mmol/L（220mg/dl）LDL-C>3.64mmol/L（140mg/dl）
动脉粥样硬化病（-）其他危险因子（+）	TC>5.20mmol/L（200mg/dl）LDL-C>3.12mmol/L（120mg/dl）	TC>5.72mmol/L（220mg/dl）LDL-C>3.64mmol/L（140mg/dl）	TC>5.20mmol/L（200mg/dl）LDL-C>3.12mmol/L（120mg/dl）
动脉粥样硬化病（+）	TC>4.68mmol/L（180mg/dl）LDL-C>2.60mmol/L（100mg/dl）	TC>5.20mmol/L（200mg/dl）LDL-C>3.12mmol/L（120mg/dl）	TC>4.68mmol/L（180mg/dl）LDL-C>2.60mmol/L（100mg/dl）

对高胆固醇血症进行膳食治疗的目的不仅是为了降低血清胆固醇，同时需要保持患者在其性别、年龄及劳动强度的具体情况下有一个营养平衡的健康膳食，还要有利于降低心血管病的其他危险因素，增加保护因素。由于高脂血症患者的膳食往往是不平衡的，因此膳食治疗的目标是对有关的营养成分规定一个限度，以下就是对饮食治疗中各种营养元素的需要量分配作一简单介绍，见表5-4和表5-5。

表5-4　各种营养素的热量分配

营养素	建议
总脂肪	<30%kcal
饱和脂肪酸	8%kcal
多不饱和脂肪酸	8%kcal~10%kcal
单不饱和脂肪酸	12%kcal~14%kcal
糖类化合物	> 55%kcal
蛋白质	15%左右
胆固醇	<300mg/日
总热量	达到保持理想体重

此方案大体相当于目前我国大城市中年人群营养素平均摄入量，对于高脂血症患者来说是可以做到的，其中最关键的是脂肪、饱和脂肪酸和胆固醇摄入量。至于蛋白质和糖类化合物的热量百分比可以互有增减，例如蛋白质热量百分比为12%kcal［1千卡（kcal）=4186焦耳］，糖类化合物热量百分比为58%kcal也可。总热量必须控制在达到并维持理想体重的范围。同时提倡食物品种多样化。

热量百分阶的计算方法：

脂肪（或脂肪酸）%kcal=（脂肪或脂肪酸摄入量g×9/总热量kcal）×100

蛋白质%kcal=（蛋白质摄入量g×4/总热量kcal）×100

糖类化合物%kcal=（糖类化合物摄入量g×4/总热量kcal）×100

表5-5　高脂血症膳食控制方案

食物类别	限制量	选择品种	减少或避免品种
肉类	75g/日	瘦猪、牛、羊肉，去皮禽肉，鱼	肥肉、禽肉皮、加工肉制品（肉肠类）、鱼子、鲍鱼，动物内脏：肝、脑、肾、肺、胃、肠
蛋类	3~4个/周	鸡蛋、鸭蛋、蛋清	蛋黄

食物类别	限制量	选择品种	减少或避免品种
奶类	250g/日	牛奶、酸奶	全脂奶粉、乳酪等奶制品
食用油	20g（2平勺）/日	花生油、菜籽油、豆油、葵花籽油、色拉油、调和油、香油	棕榈油、猪油、牛羊油、奶油、鸡鸭油、黄油
糕点、甜食	—	（最好不吃）	油饼、油条、炸糕奶油蛋糕、巧克力、冰激凌、雪糕
糖类	10g（1平勺）/日	白糖、红糖	—
新鲜蔬菜	400~500g/日	深绿叶菜、红黄色蔬菜	—
新鲜水果	50g/日	各种水果	加工果汁、加糖果味饮料
盐	6g（半勺）/日	—	黄酱、豆瓣酱、咸菜
谷类	*500g/日（男）*400g/日（女）	米、面、杂粮	—
干豆	30g/日（或豆腐150g/日，豆制品、豆腐干等45g/日）	黄豆、豆腐、豆制品	油豆腐、豆腐泡、素什锦

*指脑力劳动或轻体力劳动、体重正常者。

这个方案的重点是根据上述食物来源来指导患者限制某些食物摄入量，并选择适当品种，同时考虑到有利于降低其他危险因素水平，如限盐、增加抗氧化维生素（蔬菜水果）等。如每天摄入肉类>75g，或蛋类每周>4个，或食用煎炸食品每周5~7次，或食用奶油糕点每周5~7次者，应视为对高脂血症者不合理的膳食，应予以改正，如经常食用肥肉或动物内脏，虽然<75g/日，但仍建议改用瘦肉（包括畜、鱼及家畜的瘦肉）。

高脂血症患者如何搭配膳食？

饮食治疗是高脂血症治疗的基础，无论是否采取药物治疗，首先必须进行饮食治疗。即使在服用降脂药物期间也应注意饮食控制，以增强药物的疗效。膳食中的各类营养元素该如何搭配呢？

（1）减少脂肪的摄入量是控制热量的基础　减少摄食动物性脂肪如猪油、肥猪肉、黄油、肥羊、肥牛、肥鸭、肥鹅等；烹调食物时，宜选用植物油如豆油、玉米油、葵花籽油、茶油、芝麻油等，每日烹调油控制在10~15ml。并减少炒菜时植物油的使用量；尽量避免油炸及含油量高的食物。这类食物含饱和脂肪酸过多，脂肪容易沉积在血管壁上，增加血液黏度。饱和脂肪酸长期摄入过多，可使甘油三酯升高，并可加速血液凝固作用，促进血栓形成。饱和脂肪酸还能够促进胆固醇吸收和肝脏胆固醇的合成，使血清胆固醇水平升高，导致血管硬化。

科学家发现北极圈内格陵兰岛的因纽特人以猎鱼为生，在他们中间冠心病的死亡率仅5.3%，远远低于丹麦人的35%。他们吃的食物中，饱和脂肪酸的含量很低，多不饱和脂肪酸含量很高，主要含有二十碳五烯酸（EPA）和二十二碳六烯酸（DHA）。它们存在于深海海鱼的鱼油中。不饱和脂肪酸能够使血液中的脂肪酸谱向着健康的方向发展，能够减少血小板的凝聚，降低血液黏度，并增加抗血凝作用。DHA可以降低血脂、保护神经系统。因此提倡多吃海鱼，以降低血脂水平，保护心血管系统。

（2）限制胆固醇的摄入量　胆固醇是人体必不可少的物质，但摄入过多可导致血脂升高、血管硬化。控制膳食中的胆固醇每日不超过300mg，忌食含胆固醇高的食物，如动物内脏、蛋黄、蟹黄、鱼子、鱿鱼等食物。而植物固醇在植物油中呈现游离状态，有降低胆固醇的作用，植物固醇主要存在于稻谷、小麦、玉米、菜籽等植物中，而大豆中豆固醇有明显降血脂的作用，因而提倡多吃豆类及豆制品。

（3）供给充足的蛋白质　蛋白质的来源非常重要，主要来自牛奶、鸡蛋、瘦肉类、去皮禽肉、鱼虾类及大豆、豆制品等食品。但植物蛋白质的摄入量要在50%以上。

（4）适当减少糖类化合物的摄入量　应多吃粗粮，如小米、燕麦、豆类等食品，这些食品中纤维素含量高，具有降血脂的作用。不要过多吃糖和甜食，因为糖可转变为甘油三酯，使甘油三酯水平明显升高。每餐应吃七八分饱，使摄入总热量使体重维持在理想水平。

（5）多吃富含维生素、无机盐和纤维素的食物　应多吃蔬菜和适量水果，它们富含维生素C、无机盐和纤维素，能够降低甘油三酯、促进胆固醇的排泄，有较理想的降脂作用。可选用的降脂食物，如酸牛奶、大蒜、绿茶、山楂、绿豆、洋葱、香菇、蘑菇、平菇、金针菇、木耳、银耳、猴头等。近年发现菇类中含有丰富的"香菇素"。学者们做过实验，当人们吃进动物性脂肪后，血液中的胆固醇都有暂时升高的现象。同时吃些香菇，发现血液中的胆固醇不但没有升高，反而略有下降，并且不影响对脂肪的消化。国外学者认为，中国菜肴中常用木耳、香菇等配料，是一种科学的配菜方法。每3~4朵的香菇中含香菇素100mg，具有降脂和保健作用。山楂、花生、淡菜、萝卜、玉米、海带、豆腐、牛奶、黄豆等食物均有降低血脂的作用。

（6）高甘油三酯血症患者宜戒酒　高胆固醇血症患者可适当饮用葡萄酒，可适当饮用绿茶。要采用蒸、煮、炖、汆、熬的烹调方法，坚持少盐饮食，每日食盐6g以下。

高脂血症患者应多吃哪些食物？

高血脂与肥胖者相关联，更是诱发动脉粥样硬化症、冠心病、脑血栓、高血压等疾病的因素之一。于是，降血脂就成了人们防病保健的热门话题。有人由于害怕血脂增高，拒食脂类食物，这也不妥。在医疗用药之外，适当调剂饮食，同样很有必要。下面推荐10种食物，除了一般营养素，还有些特殊成分，有益于改善血脂状态。

（1）洋葱，俗称葱头，在欧洲被誉为"菜中皇后"。它几乎不含脂肪，而且营养成分丰富。洋葱含蛋白质、糖、粗纤维及钙、磷、铁、硒、胡萝卜素、硫胺素、核黄素、尼克酸、抗坏血酸等多种营养成分。洋葱是目前所知惟一含有前列腺素A的植物。这种物质是一种较强的血管扩张剂，能舒张血管，降低血液黏度，增加冠状动脉血流量，还有降低和预防血栓形成的作用，并含有二烯丙基二硫化合物和部分氨基酸，具有降脂、降压，抗动脉粥样硬化和防心肌梗死的奇异功能。高血脂患者经常吃洋葱，体内的胆固醇、甘油三酯和脂蛋白水平均会明显下降。动脉硬化及冠心病患者，每日吃50~70g洋葱，其作用比常吃的降血脂药物还要理想。此外，洋葱还具有利尿和防癌作用。每天只需半个生洋葱，便可起到防病作用。

（2）大蒜，大蒜中的蒜辣素等成分能降低胆固醇和甘油三酯在血液中的浓度，并能减少肝脏合成胆固醇。对有益的高密度脂蛋白胆固醇有增加作用，使人们患冠心病的危险大为减少。大蒜的提取物能减慢心率，增强心脏的收缩力，扩张末梢血管，起到防治高血压和预防脑中风的作用。大蒜还含有丰富的微量元素硒，有益于防治心血管疾病。另外，近年流行病学调查发现，大蒜还能抑制亚硝酸盐致癌物在人体中的合成与吸收，从而发挥抗癌作用。大蒜还可降低血糖，提高血液中胰岛素水平。动脉硬化患者，每天坚持吃3瓣大蒜，可使病情出现逆转，逐渐得到改善。大蒜还可阻止血小板凝聚，稀释血液，防止血栓形成。因此，经常食用大蒜，对高脂血症和冠心病、中风等有良好的防治效果。每天早晨吃糖醋（腌制）大蒜1~2球，并连带喝一些糖醋汁，连吃10~15天，能辅助高血压患者稳定降压。但是眼睛和胃有炎症者特别是溃疡病患者，不宜食用。

（3）花生，含有大量植物蛋白，所含脂肪为不饱和脂肪酸和甾醇。花生降低血液中胆固醇的有效率达12%~15%。因为花生在小肠内经消化后与胆汁接触，能吸收胆汁内的胆固醇，而降低胆固醇的含量。花生还含有丰富的维生素E，可使血液中血小板沉积在血管壁的数量降低，加强毛细血管的收缩机能，改善凝血因子缺陷，使血管保持柔软通畅，对防治冠心病有积极作用。花生还含有卵磷脂，可益智健脑，延缓衰老。对于各种出血症，如血友病、血小板减少性紫癜及功能性子宫出血等，都有辅助疗效。

（4）海带含有海带多糖，可降低血清胆固醇和甘油三酯的含量。海带还富含多种必需氨基酸、维生素A、维生素B_2和大量的铁质，经常食用可预防夜盲症、干眼症、减少口腔溃疡的发作并可预防骨质疏松症和贫血。

（5）菌类食物，主要有蘑菇、香菇、草菇、平菇等，是一类高蛋白质、低脂肪、富含天然维生素的健康食品，具有独特的保健作用，特别是香菇。香菇所含纤维素能促进胃肠蠕动，防止便秘，减少肠道对胆固醇的吸收。香菇还含有香菇嘌呤等核酸物质，能促进胆固醇分解。有验方"香菇降脂汤"，鲜香菇60g，以植物油炒过，放砂锅里加水煮沸10分钟，每日饮用。对患有高脂血症和动脉硬化的患者有明显的降血脂作用。

（6）山楂的许多成分具有强心、扩张血管、增强冠状动脉血流量及持久的降血压作用，其所含脂肪酶亦能促进脂肪的消化，能促进胆固醇排泄而降低血脂。并且能改善循环状况。因为山楂味酸，胃酸过多的人不适宜吃，胃和十二指肠溃疡患者不要空腹吃，也不要长期吃。

（7）研究表明，老年冠心病患者每天吃110g以上的苹果，因冠心病死亡的危险性可降低一半。这主要是苹果中含有的类黄酮类物质在起作用。类黄酮是一种天然抗氧化剂，通过抑制低密度脂蛋白胆固醇氧化，从而发挥抗动脉粥样硬化的作用。此外，类黄酮还能抑制血小板聚集，降低血液黏度，减少血栓形成，可以降血压，防止心脑血管疾病的发生，降低死亡率。由于苹果富含糖类，糖尿病患者不宜食用。

（8）黄瓜，又叫王瓜、胡瓜，按外形分有刺黄瓜、鞭黄瓜。有清热、解渴、利尿作用。还含有大量纤维素，能促进肠道排出食物废渣，减少胆固醇的吸收；可抑制体内糖类转变成脂肪，有减肥和调整脂质代谢的特殊功效。患有高脂血且体重超重的人多吃黄瓜，能降血脂、降血压，利于减肥。黄瓜还含有丰富的钾，能加速血液的新陈代谢，排出体内多余的盐分，有益于肾炎、膀胱炎患者的康复。

（9）红薯，又称白薯、甘薯、山芋、地瓜。含有大量胶原和黏多糖物质，能保持血管弹性，维护关节润滑，防止肝肾结缔组织萎缩。近代营养学发现，红薯能预防心血管系统的脂质沉积及动脉粥样硬化，促使皮下脂肪减少，避免出现过度肥胖，是有效的降血脂保健食品。其所含大量钾和胡萝卜素，有益于心脏功能和血压正常，预防脑中风，辅助治疗夜盲症。

（10）茄子，又叫落苏。有白茄、紫茄之分。含有多种维生素。其中维生素P能增强细胞黏着性，改善微血管弹性，防止微血管出血。近代临床医学研究证实，茄子能有效降低体内胆固醇的含量，防止高脂血症引起的血管损害，对于高血压、高血脂、脑出血以及动脉硬化、眼底出血等患者，茄子是降脂保健的最佳蔬菜。

除以上列举的之外，我们的膳食中还有许多低脂低糖食物，如荞麦、燕麦（两种麦类均可降血压、降血脂、降血糖）、小米、薯类、苦瓜、冬瓜、菠菜、胡萝卜、茼蒿菜、芹菜、香菜（也叫芫荽或胡荽）、空心菜、荠菜、蕨儿菜、苋菜、油菜、马齿苋、荸荠、茭白、竹笋、枸杞、玉竹、黄精、紫菜、海蜇皮、海参、淡菜、各种有鳞的海鱼、蛇肉、龟、鳖、鲍鱼、去皮的禽畜肉、黑木耳、白木耳、黑芝麻、番石榴、西红柿等。

您不妨根据您的爱好制订一些个性化食谱，轮流更换，吃出滋味、吃出健康。

高脂血症的配餐原则是什么？

饮食无节制可以导致高脂血症及其有关的很多疾病。对于高脂血症患者就更得注意吃得明白、吃得健康。简单说来，高血脂患者的饮食应注意"一个平衡"和"五个原则"。

平衡饮食：我们从饮食中获得的各种营养素，应该种类齐全，比例适当。不少高脂血症患者完全素食、偏食，对身体是很不利的，可造成体内某些元素缺失或不足，及某些元素过量，营养不均衡。如果在两周内您所吃的食物没有超过20个品种，说明您的饮食结构欠完整、欠平衡，应予以科学的调整。

五个原则：低热量、低胆固醇、低脂肪、低糖、高纤维饮食。

低热量：控制饮食的总热量，旨在达到和维持理想体重。所谓理想体重通常是以"体重指数"表示。其计算公式为：体重指数＝体重（kg）/身高的平方（m^2），其理想值为22。体重超过理想体重之10%表示超重，超过理想体重之20%表示肥胖。对于体型肥胖的高脂血症患者，通常是每周降低体重0.5~1kg较为合适。

低胆固醇：每日总摄取量应低于300mg，胆固醇主要存在于在动物性食品中。各种肉类，包括：鸡、鸭、鱼、猪、牛、羊等，其含量为平均每50g肉含20~30mg胆固醇。

低脂肪：尽量少吃饱和脂肪酸的食物，包括动物性食品（肥肉、全脂奶、奶油、猪油、牛油、猪肠、牛腩及肉类外皮）和部分植物性食品（烤酥油、椰子油、椰子、棕榈油）。烹调用油宜选择含较多不饱和脂肪酸的油，例如：大豆油、米油、玉米油、红花籽油、葵花籽油、菜籽油、橄榄油、花生油、芥花油、苦茶油。另外，鱼类及豆类之饱和脂肪酸含量较少，亦可考虑用以取代其他肉类，作为蛋白质之来源。不吃或尽量少吃高油点心（腰果、花生、瓜子、蛋糕、西点、中式糕饼、巧克力、冰淇淋）。

低糖：以谷类为主，控制粮食摄入总量。尽量避免甜食，白糖、红糖、水果糖、蜜糖以及含糖的食品和药物等应尽量少吃或不吃。

高纤维的食物：如各种瓜类、荚豆类及蔬菜茎部、豆类、燕麦片、木耳、海带、紫菜、菇类、水果等。其中水果以低糖或中糖水果为宜，每天不超过200g。低糖或中糖水果包括：柠檬、西瓜、青梅、甜瓜、木瓜、草莓、柚子、橙子、苹果、番茄、杨桃等。含糖量高的水果要少吃，如梨、桃、荔枝、龙眼、葡萄、香蕉、桂圆、柿饼、鲜枣、金橘、芒果、菠萝、石榴、无花果、梅子及枇杷等。

高脂血症的食疗药膳有哪些？

（1）芹菜黑枣汤

原料：水芹菜500g，黑枣250g。

制作：将黑枣洗净去核，与择洗干净的芹菜段共同煮食。

用法：佐餐服食。

功效：补肝益肾，降压降脂。

主治：适用于肝肾不足、虚阳上亢型的高脂血症。

本食疗方对高脂血症患者有较好的辅助治疗作用。方中芹菜味甘性凉，具有清肝热、平肝阳之效，据报道本品有明显的降血压和降血脂功能；黑枣性味甘温，能滋补肝肾，润燥生津。二物配用，共奏补肝肾、降血脂、降血压之功；临床以阴虚阳亢型的高脂血症、高血压患者尤为适宜。

（2）首乌黑豆乌鸡汤

原料：制何首乌15g，黑豆50g，大枣10枚，乌骨鸡1只，黄酒、葱、姜、食盐、味精各适量。

制作：乌骨鸡去毛及内脏，将何首乌、黑豆、大枣分别用清水洗净，置于鸡腹内，将鸡放锅内，加适量清水、黄酒、葱段、姜片及食盐，大火烧沸后，改用小火煨至鸡肉熟烂，加入少许葱花、味精调味即可。

用法：佐餐服食，喝鸡汤，吃鸡肉和黑豆、大枣。1~2周食用1剂。

功效：滋阴血，补肝肾，降血脂。

主治：适用于肝肾不足、阴血亏虚型高脂血症。

本方有较好的补虚作用，为治高脂血症的常用药膳。方中制何首乌药性平和，有良好的补肝肾、益精血作用；黑大豆，李时珍谓其"利水下气"。本品既补肾阴、润肾燥，又健脾肾、利水湿，有良好的滋补抗衰功能；乌骨鸡补而不腻，温而不燥，能补阴血、填精髓，主疗虚损诸症。三物并施，炖汤服食，汤鲜味美，补力大增，共奏滋阴养血、补益肝肾和降低血脂之功。

（3）肉丁炒黄瓜

原料：猪肉30g，黄瓜120g，食油、酱油、葱、姜、盐、淀粉各适量。

制作：猪肉切丁，用酱油、淀粉、料酒调汁浸泡。黄瓜切丁，用少许盐拌一下，油锅烧热后，先煸葱、姜，后将肉丁放入炒几下。将黄瓜沥去汤卤，倒入锅内，将肉丁和黄瓜丁一同煸炒，再将余下的酱油、盐等放入炒和，待熟即成。

用法：佐膳菜肴，可常服食。

功效：清热利水，降低血脂。

主治：适用于高血压、高脂血症，可作为高脂血症患者常用菜肴。

（4）肉丝拌黄瓜海蜇

原料：瘦猪肉60g，黄瓜150g，泡发海蜇30g，豆油、麻油、酱油、醋、盐、味精、蒜各适量。

制作：瘦肉、黄瓜、海蜇均洗净切丝。将油锅烧热，肉丝煸炒，加入酱油，炒入味后倒出。将黄瓜丝放在盘中，再将肉丝放在黄瓜丝上，海蜇丝放在肉丝上，酱油、醋、味精、麻油、精盐放在碗内调好汁，浇在黄瓜丝上即可。

用法：现吃现拌，佐餐食用。

功效：清热解渴，利水降脂。

主治：适用于各型高脂血症患者，为老年人高脂血症患者喜食的药膳。

（5）素烧冬瓜

原料：冬瓜、素油、精盐、葱花、味精各适量。

制作：将冬瓜去皮、瓤、子，切成长方块，洗净。素油烧热后投入冬瓜块煸炒，待稍软时，加精盐和适量水，烧至酥烂后再重新调味。葱花与味精放入碗中，将冬瓜起锅，倒入汤碗中即成。

用法：佐餐服食。

功效：利水消肿，降脂减肥。

主治：适用于各型高脂血症患者，本食疗方为治高脂血症、体形肥胖者的理想佳蔬，经常服食，还可减肥增健。

（6）黑木耳豆腐汤

原料：黑木耳10g，嫩豆腐250g，胡萝卜30g，水发香菇150g。

制作：黑木耳用温水泡发，去杂质后洗净；豆腐切成小块，胡萝卜、香菇洗净切成小丁。先在烧锅内加入鲜汤一碗，把黑木耳、胡萝卜、香菇倒入，加姜、葱、盐，烧沸后放入豆腐、味精，用湿淀粉勾稀芡，淋上麻油即可。

用法：佐餐服食。

功效：健脾除湿，通便降脂。

主治：适用于各型高脂血症患者。本食疗方既能益中气、除湿浊、通大便，又可软化血管、降血脂、降血压，老年人经常服用，可起到预防和治疗心脑血管疾患的双重作用。

（7）双冬菜心

原料：青菜心250g，水发冬菇100g，冬笋100g。

制作：将青菜心、冬菇洗净，冬菇去蒂，冬笋切成薄片，入沸水中烫透捞出。锅中放油烧至六成热时，倒入冬菇、冬笋、菜心煸炒，放盐和鲜汤，淋上麻油食用。

用法：佐餐菜肴。

功效：健脾消食，润肠降脂。

主治：适用于各型高脂血症患者，经常服食，对老年高脂血症者有辅助治疗作用。

高脂血症合并冠心病的食疗药膳有哪些？

冠心病和高脂血症可以说是相伴相生的，因为冠心病的发病机制就是血脂升高，血脂在血管壁上逐渐沉积，形成粥样的斑块，最终堵塞血管，形成冠心病。所以冠心病患者做血脂检查，往往都会发现血脂升高。运用药膳通治这两种病症，可获得良好的保健效果。

现针对冠心病心律不齐、心绞痛以及心肌梗死的调养，提供几个较为有效的食疗药膳。

（1）莲心蜜茶

取莲子心2~3g、蜂蜜10g。将莲子心放入杯中，冲入白开水，加盖闷泡15分钟后代茶饮，饮时调入蜂蜜，上午、下午各冲1杯。对防治冠心病心律失常、心绞痛有良好效果。糖尿病者不宜加蜂蜜。

功效：莲心含莲心碱，能抗多种心律失常，抗心肌缺血，防止和逆转血管平滑肌细胞增殖，有扩张血管使血流畅通的作用。专家研究发现，莲心碱抗心肌缺血与西医的钙通道阻滞剂相当。

（2）苹果洋葱茶

取苹果1个、洋葱1个、绿茶8g。苹果洗净，若不削皮，须在开水中烫一下；选新鲜洋葱洗净，削去外面粗皮；2g绿茶，每次用泡茶。

用法：每天空腹吃1个苹果；吃饭时生吃1个洋葱佐餐；每天午、晚饭前饮绿茶2杯。

功效：有降血脂，减少冠心病发作的作用。荷兰医学院的研究人员认为，苹果、洋葱、绿茶含有大量黄酮类天然抗氧化剂，可防止胆固醇氧化损伤动脉血管。

（3）橙汁牛奶

取橙子1个、鲜牛奶250ml。将鲜橙子洗净后，入果汁机榨取橙汁；将鲜牛奶煮熟后晾温，加入橙汁50~100ml，搅匀即成。早、晚空腹各饮1杯。主治高脂血症合并高血压冠心病。忌加白糖、咖啡。

功效：牛奶富含蛋白质和易于吸收的钙，蛋白质能保持血管弹性，防止动脉硬化；钙、镁有助于脂肪燃烧，起降血脂作用。橙汁可改善冠状动脉的血液循环，改善心肌供血，防止冠心病心绞痛发作。

（4）奶拌苋菜

取红苋菜250g、牛奶150g、调料适量。将鲜红苋菜在沸水中焯一下入盘中；将牛奶煮沸，加食盐、味精各1g搅匀后，倒入盛红苋菜的盘里，加姜末5g、蒜泥10g、醋5g拌匀即成。主治高脂、高半胱氨酸症、冠心病。忌油荤和甜食。

功效：红苋菜每100g含叶酸420μg，叶酸和维生素B_{12}可降低血中半胱氨酸水平；牛奶含维生素B_{12}，两者搭配，既能降血脂胆固醇，又能降半胱氨酸，对冠心病起到有效的防治作用。

（5）姜黄玉米粥

取姜黄10g、玉米粉50g。将姜黄洗净后切成粒，加水500ml，煮沸后小火煮20分钟，滤去渣，取药液300ml；取姜黄液与玉米粉煮成粥样至熟即成。主治高脂血症、冠心病、脂肪肝。孕妇禁服。

功效：姜黄含有姜黄素、姜黄酮等，有降低胆固醇、溶解动脉粥样斑块、抗血凝的功效，还能促进胆汁分泌，抵抗病毒对肝脏的损害。玉米特别是黄玉米富含膳食纤维，能降血脂，还能提高对胰岛素的敏感性，充分发挥胰岛素对脂肪和糖代谢的调节作用。

（6）参芪鱼

取党参30g、北黄芪60g、草鱼500g、调料适量。将党参、黄芪入砂锅加水500ml，煎煮两次去药渣，合并两次药液约800ml；取鲜活草鱼或鲤鱼1尾，剖去内脏、鳃、鳞，用野山茶油炸成金黄色，入锅加药液、大蒜30g、生姜10g、料酒10g，煮熟后放酱油10g，葱花、胡椒少许。吃鱼喝汤，每天1次，连吃半个月以上。主治高脂血症、气虚型冠心病。无气虚者不宜用。

功效：气虚则无力推动血液流行，血易阻滞心脉，心脉不通则心绞痛发作。所以重用党参、黄芪配鱼肉补气，气足则能推动血流畅通，通则不痛，从而发挥防治心绞痛的作用；党参有扩张冠状动脉的作用，黄芪既强心又扩张血管，与鱼肉同煮吃，还能改善心肌营养，有辅助治疗冠心病心绞痛的效果。

（7）决明烧茄子

取决明子30g，茄子500g，豆油250g，姜、葱、植物油各适量。

制法：将决明子捣碎，加水适量，煎30分钟，去药渣后浓缩煎汁至2茶匙，待用；再将茄片放入油锅内炸至两面煎黄，捞出。将锅中入油3g，用姜片炝锅，将炸茄片入锅，葱、姜及用决明子汁调匀的淀粉倒入锅内翻炒一会，加少许明油，颠翻出锅，佐餐食用，每日2次。

功效：本方能清肝降逆，润肠通便，可辅治高脂血症、高血压病、冠心病及妇女更年期综合征。

（8）麦麸山楂糕

取麦麸50g、山楂30g、茯苓粉50g、粟米粉100g、糯米粉50g、红糖20g。

制法：先将麦麸、山楂拣杂，山楂切碎、去核，晒干或烘干，共研为细末，与茯苓粉、粟米粉、红糖一起拌和均匀，加水适量，用竹筷搅和，分装入8个粉糕模具内，轻轻摇实，放入笼屉，用大火蒸30分钟，蒸熟取出即成。早晚2次分服，或当点心，随餐食用。

功效：此品对高脂血症，伴有肥胖、冠心病者尤为适宜。

（9）素烩三菇

取草菇、冬菇、蘑菇各25g，嫩玉米笋片50g，植物油、鲜汤各适量，淀粉、精盐、味精各少许。

制法：先将冬菇、蘑菇、草菇入清水泡发、洗净，入锅置火上煸炒之后，加入鲜汤、嫩玉米笋片同煮，待熟后再加入淀粉和精盐、味精，翻炒片刻即可。佐餐食。

功效：降脂、降压、防癌。

（10）首乌黑豆炖甲鱼

取制首乌30g，黑豆60g，甲鱼1只，红枣3枚，姜、精盐各适量。

制法：将甲鱼去内脏，洗净切块，略炒（甲鱼血可生饮或加工食用）与黑豆、制首乌、红枣（去核）及姜一起隔水炖熟，调味后食用。吃甲鱼肉、饮汤，佐餐食。

功效：滋阴益肾。适用于冠心病、高脂血症，此验方常服有效。

（11）芹菜炒香干

取芹菜250g，香干3片，食盐、味精各少许。

制法：将芹菜择除老叶及根须、洗净，剖开切成小段，香干切成小长条。锅置旺火上，入油烧至七分热，倒入香干，稍煎片刻，下芹菜，煸炒3分钟后，加食盐及味精拌匀，即可装盘食用。

功效：平肝清热，益气和血。本品可作高血压、冠心病、高脂血、糖尿病等常用菜肴。

高脂血症合并糖尿病的食疗药膳有哪些？

随着生活水平的不断提高，饮食结构的不合理，糖尿病患者越来越多，且糖尿病患者中多伴有脂质代谢紊乱，尤其在50岁以上的人群中，2型糖尿病合并高脂血症的发生率特别高。实践证明，饮食控制不失为一种配合临床治疗效果肯定、无任何不良反应、简单易行的治疗方法。下面介绍几种食疗药膳方法。

（1）黄精鸡蛋面

原料：黄精15g，黄瓜50g，胡萝卜50g，鸡蛋1个，姜5g，葱少许，大蒜10g，精盐少许，挂面100g，酱油适量，高汤1000g，鸡精3g，花生油10g。

制作：①先将黄精洗净；黄瓜、胡萝卜洗净切片；大蒜去皮，切片；姜葱洗净，葱切花，姜切丝；鸡蛋打入碗中搅匀。②炒勺放在中火上，加花生油，烧六成熟时，将鸡蛋倒入锅中两面煎黄，加大蒜、葱、姜下锅煸香，加入高汤、黄精、黄瓜、胡萝卜，用文火煮20分钟后，调入盐、胡椒粉、鸡精，将挂面放入锅中煮至熟，捞起碗内即可食用。

功效：调节血糖、血脂。

（2）洋葱炒黄鳝

原料：黄鳝2条，洋葱2个。

制作：将黄鳝去肠杂切块，洋葱切片。起油锅，先放入黄鳝煎熟，再放入洋葱，翻炒片刻，加盐、酱油、清水少量，焖片刻，至黄鳝熟透即可。

功效：理气健脾，降糖降脂。适用于糖尿病并发高脂血症。洋葱有降血糖作用。黄鳝有"黄鳝鱼素"，对高血糖者具有类似胰岛素的降血糖作用，对血糖过低者又有升高血糖到正常的作用。两味相伍，能健脾、降糖，且味鲜香可口。

注意：有肝胆湿热者，即有右胁疼痛、发热口渴、面目黄疸、胃脘微胀、饮食少、小便短黄，不宜食用本食谱。

（3）山药小麦粥

原料：怀山药60g，小麦60g，粳米30g。加水适量，武火煮沸后，文火煮至小麦烂即可。

功效：养心阴，止烦渴。用于糖尿病心阴虚者，可见有心烦口渴、多饮多食、小便频数量多等表现。小麦为高纤维食物，能明显降低血糖。

（4）怀山黄芪茶

原料：怀山药30g，黄芪30g。煎水代茶。

功效：黄芪性味甘，微温。能使白细胞的吞噬能力增强，故能增强机体的抵抗力，有补气止汗、利水消肿作用，并能抑制糖原，与怀山药同用，益气生津、健脾补肾、涩精止遗、降糖，对糖尿病脾胃虚弱者较为适宜。

（5）山药熟地瘦肉汤

原料：怀山药30g，熟地24g，泽泻9g，小茴香3g，猪瘦肉60g。加清水适量，武火煮沸后，文火煮1小时即可。

功效：滋阴固肾，补脾摄精。适用于糖尿病脾肾俱虚者，症状有小便频数量多、尿浊如米泔水样、困倦乏力、便溏。熟地性味甘、微温。功能生精补髓，滋阴固肾。用于糖尿病肾虚者。药理证实本品有降血糖作用。泽泻利水不伤肾，药理证实其有降血糖作用。小茴香辛香，功能开胃，与熟地配伍，防熟地之呆胃及滋腻。

（6）枸杞叶蚌肉汤

原料：胡萝卜60g，蚌肉100g。加清水适量，文火煮1小时，放入洗净的鲜枸杞叶60g，煮沸片刻即可食用。

功效：养肝明目，清热止渴。用于糖尿病视力下降，肝阴虚损者，可有视物模糊、视力下降、心烦易怒、失眠多梦、口渴多饮、形体消瘦。枸杞叶能清热明目，治肝虚目暗，又能除烦止渴。胡萝卜性味甘凉，补肝明目、清热止渴，因含高纤维素，有降血糖及降血脂等作用。蚌肉性味甘咸，微寒，具有养肝明目及清热止渴的功效。本汤最适宜糖尿病目暗属肝虚有热者食用。

注意：糖尿病属脾肾阳虚、形体虚胖、舌胖而淡、苔白垢腻、脉沉迟者不宜饮用本汤。

（7）杞子炖兔肉

原料：枸杞子15g，兔肉250g。文火炖熟。

功效：方中枸杞子有降血糖和胆固醇的作用，有滋补肝肾、益精明目功效。兔肉有补中益气、健脾止渴作用。两味合用，滋养肝肾，健脾止渴。适合糖尿病偏于肝肾不足者。

高脂血症合并脂肪肝的食疗药膳有哪些？

各种内因和外因造成脂肪在肝脏中过量堆积，肝脏中脂肪含量超过5%，医学上称为脂肪肝。而高脂血症和脂肪肝经常"狼狈为奸"，在高脂血症患者中，脂肪肝的发病率远远高于普通人；脂肪肝的人也常合并各类高脂血症，这两种病形成一个恶性循环。因此，患者在配合治疗的同时，不妨进行饮食调理。那么高脂血症合并脂肪肝的食疗方有哪些呢？一起来了解一下吧。

（1）菊楂决明饮

菊花3g，生山楂片、决明子各15g，沸水冲泡后，当茶饮。

（2）山楂茶

山楂数片洗净，茶叶15g，沸水冲泡当茶饮。

（3）荷叶茶

鲜荷叶30g，搓碎，煎水代茶频饮，连饮2~3个月，适用于体型较胖，血脂升高者。

（4）山楂首乌饮

组成：山楂30g，何首乌30g，泽泻9g。

方法：将三药洗净入锅加水煎煮30分钟，去渣后温饮。

有消食降脂作用，适用于脂肪肝，胆固醇、甘油三酯偏高者。

（5）何首乌粥

何首乌洗净晒干、打碎备用；用时将粳米50g、大红枣2枚加清水600ml，煮成稀粥；再兑入何首乌末20g搅匀，文火煮沸，早晨空腹温热服食。

（6）赤小豆粥

赤小豆100g，粳米50g，共煮粥，早晚温热服食，有消脂减肥之效。

（7）香橼粥

鲜香橼1个，山楂20g，大枣5枚，大米适量，加水煮粥。每日服食1次，适用于肝郁气滞的脂肪肝患者。

（8）菊花决明子粥

组成：菊花10g，决明子15g，丹参15g，粳米30g。

方法：将三药洗净入锅加水适量煎煮20分钟，去渣取汁与粳米同煮成粥，酌加蜂蜜温服。

具有祛风平肝、活血化瘀作用，适用于脂肪肝血脂升高或伴有头晕、血压升高者。

（9）山楂香菇粥

山楂15g、香菇10g，加温水浸泡，水煎去渣，取浓汁，再加水适量与粳米50g、砂糖适量煮成粥。分早、晚2次，温热服食。功能健脾消食，活血化瘀，降脂。主治脾胃虚弱或兼血瘀型脂肪肝。

（10）山楂降脂膏

生山楂250g，泽泻、泽兰各200g，无花果300g，加水煎取汁，加炼蜜、红糖适量，小火收膏，每次1匙，每日3次，空腹用温水化服，有健胃助运、活血降脂的作用。

（11）金钱草砂仁鱼

金钱草、车前草各60g，砂仁10g，鲤鱼1尾，盐、姜各适量。将鲤鱼去鳞、鳃及内脏，同其他3味加水同煮，鱼熟后加盐、姜调味。

（12）脊骨海带汤

海带丝、动物脊骨各适量，调料少许。将海带丝洗净，先蒸一下；将动物脊骨炖汤，汤开后去浮沫，投入海带丝炖烂，加盐、醋、味精、胡椒粉等调料即可。食海带，饮汤。

（13）白术枣

白术、车前草、郁金各12g，大枣120g。将白术、车前草、郁金纱布包好，加水与枣共煮，尽可能使枣吸干药液，去渣食枣。

（14）黄芝泽香饮

黄精、灵芝各15g，陈皮、香附子各10g，泽泻6g。将以上各味加水煎煮，取汁。分2~3次饮服。

（15）当归郁金楂橘饮

当归、郁金各12g，山楂、橘饼各25g。将上述4味同加水煎煮取汁。分2~3次饮服。

（16）红花山楂橘皮饮

红花10g，山楂50g，橘皮12g。将上述3味加水煎煮，取汁。分2~3次服。

（17）黄芪郁金灵芝饮

黄芪30g，灵芝、茯苓各15g，郁金10g，茶叶6g。将上述4味水煎取汁，煮沸后浸泡茶叶。

（18）玉米须赤豆汤

组成：玉米须60g，赤小豆100g，冬葵子15g。

方法：将玉米须、冬葵子洗净入锅加水适量煎煮20分钟，去渣入赤小豆文火煮汤，至豆烂。食豆饮汤。

本方具有利湿消肿、减肥降脂作用，适用于脂肪肝虚胖、血脂升高或伴有尿糖、血糖升高者。

高脂血症合并肥胖的食疗药膳有哪些？

肥胖症指体重超过标准体重20%以上，肥胖者除了积极改善生活方式，加强锻炼之外，还可通过药膳来进行日常调理，豆尖豆腐、荷叶肉、松子烩香菇、盐渍三皮、黑木耳萝卜汤都是不错的减肥药膳方。

（1）豆尖豆腐

配料：豆腐500g，豌豆苗尖500g。

制作：将水煮沸后，把豆腐切块下锅（也可先用油煎豆腐至一面黄，再加水煮沸），然后下豌豆苗尖，汤熟即起锅，不能长时间煮。

用法：佐餐食。

功效：补气，通便，减肥，适用于气虚便秘的肥胖症。

（2）荷叶肉

配料：荷叶8张，猪肉500g，米粉100g，白糖、酱油、姜末、蒜末、料酒、鲜汤等各适量。

制作：①将猪肉切成小方块，荷叶洗净切小片。②肉块与作料腌制半小时后加入米粉、鲜汤拌匀，然后用荷叶将肉包好，细线扎住，逐片放碗内，入笼蒸1小时即可。

用法：佐餐食。

功效：清暑利湿，最适于老年肥胖者夏季食用。

（3）盐渍三皮

配料：西瓜皮200g，冬瓜皮300g，黄瓜400g，食盐、味精各适量。

制作：将西瓜皮刮去蜡质外皮，冬瓜刮去毛质外皮，黄瓜去瓤，均洗净，入沸水中氽一下，切条放碗中，加盐、味精腌1~2小时即可。

用法：当小菜食。

功效：清热利湿，减肥，适用于肥胖症。

（4）黑木耳萝卜汤

配料：黑木耳100g，白萝卜250g，盐、味精各适量。

制作：黑木耳用水泡发后洗净，白萝卜去皮切块，二者同煮汤，熟烂后放盐、味精食用。

用法：每日服2次，可经常食用。

功效：消腻降脂，减肥。

（5）荷叶粥

配料：新鲜荷叶1张，粳米100g，冰糖适量。

制作：将鲜荷叶洗净煎汤，再用荷叶汤同粳米、冰糖煮粥。

用法：可作夏季清凉解暑饮料，或作点心供早晚餐，温热食。

功效：适用于高脂血症、肥胖病以及夏天感受暑热致头昏脑涨、胸闷烦渴、小便短赤等。

（6）山楂荷叶饮

配料：山楂15g，荷叶12g。

制作：将山楂、荷叶水煎代茶。

用法：代茶饮，不拘时。

功效：活血化瘀，消导通滞。适用于高血压兼有高脂血症患者。

（7）山楂冬瓜汤

原料：鲜山楂50g，冬瓜150g。

制作：将山楂、冬瓜连皮切片，加水适量煎煮，沸后15分钟，取出汁液，加少量白糖饮服，每日1剂。

功效：降脂、降压、减肥，常饮此汤有显著降血脂作用。

（8）荷叶茶

原料：干荷叶9g（鲜者30g）。

制作：将干荷叶搓碎（鲜者切碎），煎水代茶频饮。

功效：适用于高脂血症、高血压、肥胖症等。

（9）降脂减肥茶

原料：干荷叶60g，生山楂、生薏苡仁各10g，花生叶15g，橘皮15g，茶叶60g。

制作：上药共为细末，沸水冲泡代茶饮。

功效：醒脾化湿，降脂减肥。

（10）菊花山楂茶

原料：菊花15g，生山楂20g。

制作：水煎或开水冲泡10分钟即可。

用法：每日1剂，代茶饮用。

功效：健脾，消食，清热，降脂。适用于冠心病、高血压、高脂血症、肥胖。

菊花又称"延寿花"，久服利血气、轻身延年；新近研究发现菊花有降压、抗衰老作用。山楂降胆固醇，止疼痛。二药相佐，是老年人理想的保健饮料。

（11）茯苓粉粥

原料：茯苓30g，粳米50g，红枣10枚。

制作：将红枣洗干净，粳米淘洗干净。红枣、粳米入锅，加水600ml，武火煮沸后，改用文火熬成粥。

功效：具有健脾除湿的功效，对形体肥胖者较适宜。

甘油三酯高的患者应怎样调节饮食？

（1）限制脂肪摄入 甘油三酯升高与冠心病、中风等心脑血管疾病发生的关系密切，并可能诱发急性胰腺炎，危及生命。甘油三酯水平受饮食影响很大，特别是食物中脂肪含量与血甘油三酯浓度有密切联系。进食大量脂肪类食品后，体内甘油三酯水平会明显升高。削减脂肪的摄入量是控制能量摄入的关键。削减动物性脂肪如猪油、肥猪肉、黄油、肥羊、肥牛、肥鸭和肥鹅等的摄入又是重中之重。这是因为，脂肪（特别是动物脂肪）的摄入一方面加速甘油三酯的合成，并且还减慢了甘油三酯的清除，如此双管齐下，血中的甘油三酯会明显增多。

不仅如此，脂肪摄入过多还会积累在体内导致肥胖，而肥胖患者可能发生糖尿病、高血压等疾病，并且伴有其他的代谢紊乱，所有这些都直接或间接地引发高甘油三酯血症。所以，对于高甘油三酯患者而言，限制脂肪特别是动物性脂肪的摄入是饮食治疗至关重要的一部分。

因此，甘油三酯高的患者饮食中要注意避免油腻食物、油炸食品，控制炒菜用油量，尽量采用清蒸的烹调方法。

（2）限制饭量 为什么要求甘油三酯过高的患者要限制饭量呢？我们所说的饭量也就是我们每天所吃的大米、面条等主食的数量。从营养学角度来看，这些食物的主要营养成分是糖类化合物，提供机体每天所需的大部分能量，是保证我们日常活动的能源。所以，俗话说"人是铁，饭是钢，一顿不吃饿得慌"。但是，饭量过大，超过我们的正常需要也不是好事。因为过多的糖类化合物进入体内，可以引起血糖升高，合成更多的甘油三酯，引起高甘油三酯血症。此外，过多的糖类化合物还能使许多促进甘油三酯合成的酶类的生物作用增强，血中的甘油三酯自然会增多。

大量的试验已经证明：过多摄入谷类食物，特别是精制加工后的细粮，确实是明显升高血浆甘油三酯的主要原因。所以说，高甘油三酯患者应适当限制饭量，并注意粗粮、细粮合理搭配，这样才有益于甘油三酯水平的控制。每日饮食总热量必须控制，使体重维持于理想体重范围内。

（3）多吃富含维生素、无机盐和纤维素的食物　鲜果和蔬菜富含维生素C，无机盐和纤维素较多，能够降低甘油三酯、促进胆固醇的排泄。患者可选用降脂食物，如酸牛奶、大蒜、绿茶、山楂、绿豆、洋葱、香菇、蘑菇、平菇、金针菇、木耳、银耳和猴头菇等食物。平时可结合降脂类中医组方代茶饮用，可起到较好的调治效果。近年发现菇类中含有丰富的"香菇素"，学者们做过实验，当人们吃进动物性脂肪后，血液中的胆固醇都有暂时升高的现象，此时吃些香菇，血液中的胆固醇不但没有升高，反而略有下降，并且不影响对脂肪的消化。国外学者认为，中国菜肴中常用木耳、香菇等配料，是一种科学的配菜方法。每3~4朵的香菇中含香菇素100mg，具有降脂和保健作用。山楂、花生、淡菜、萝卜、玉米、海带、豆腐、牛奶和黄豆等食物均有降低血脂的作用。多吃粗粮，如小米、燕麦、豆类等食品，这些食品中纤维素含量高，具有降血脂的作用。要避免饮酒，酒能够抑制脂蛋白脂肪酶，可促进内源性胆固醇和甘油三酯的合成，导致血脂升高。

（4）限制甜食　糖可在肝脏中转化为内源性甘油三酯，使血浆中甘油三酯的浓度增高，所以应限制甜食的摄入，尤其不要过多吃糖和糖类化合物的食物。

（5）严重高甘油三酯患者不能饮酒　与其他类型的高脂血症相比，禁酒对高甘油三酯患者来说，有更重要的意义。因为酒精除了给身体提供更多的热量外，还可以刺激甘油三酯合成，使血中甘油三酯升高；加以大量美味佳肴伴酒助兴，也就意味着更多的热量和脂肪进入体内，为甘油三酯的升高增添了原料。所以戒酒是高甘油三酯患者的重要治疗措施。

更为重要的原因还在于，甘油三酯明显升高的患者饮酒，会发生急性出血性胰腺炎，严重威胁生命安全。因为高甘油三酯给胰腺炎的发生提供了一个合适的内部环境，而酒精是促使胰腺炎发生的强有力的外部因素，两者内外结合，就使急性胰腺炎发生的危险大大增加了。急性胰腺炎起病急，病情重，治疗效果不好，其死亡率高达50%以上，一直是严重威胁人们健康的医学难题。所以说，严重高甘油三酯患者酗酒，其危险性真可说是无异于玩火自焚了。因此，我们奉劝已知甘油三酯升高且曾患过胰腺炎的朋友，为了您的生命安全，请远离酒精，谢绝一切"人情酒""社交酒"，莫把生命当儿戏！

另外，许多中药都具有降低血脂的作用，如决明子、泽泻、何首乌、蒲黄、山楂、大黄、红花、银杏叶、虎杖、月见草、茵陈、麦芽等。此外，大蒜、洋葱、海带、山楂、菊花、海带、紫菜、黑木耳、金针菇、香菇、大蒜、洋葱等食物有利于降低血脂和防治动脉粥样硬化，可以常吃。每天早上不碰油炸食品，以无糖低脂燕麦加杂粮粥为主食。如果尿酸不高，鼓励午餐补充豆制品。晚上最好以清淡蔬果为主食。

记住以下几句话：①限制进食量，达到并维持标准体重。②适当限制脂肪，尤其是动物脂肪。③适当限制胆固醇，每天低于300mg，允许患者每周吃3个鸡蛋。④适当增加蛋白质，尤其是大豆蛋白。⑤限制甜食。⑥禁酒，酒可使这类患者的甘油三酯含量增高。

高脂血症患者的运动保健机制有哪些？

运动是相对于静止而言的，运动对机体的作用主要是通过骨骼肌做功，耗氧耗能对整个机体产生应激，使各器官系统功能调整、进而适应，而发生相应代谢变化的一系列过程。急性运动对机体主要是应激作用，机体要做出相应的应对反应；慢性长期运动主要使机体产生适应，使其器官组织功能在新的条件下达到一个新的稳态。运动时主要的供能底物是糖和脂肪，有时还有一部分支链氨基酸，在持续低强度有氧运动时，因脂肪组织的血流量较丰富，运动器官丙二酰辅酶A减少，以及磷酸肌酸、三磷酸腺苷的消耗使脂肪成为机体的主要能源。

高脂血症患者因其异常的高血脂状态及机体代谢，对运动的反应与正常人也有不同。某些特定酶或代谢缺陷的高脂血症患者对运动治疗的反应常常是可推测的。如：低HDL-C血症的患者，不可能期待通过运动使其提高到正常水平。然而，许多原因不明或有混合病因的高脂血症患者是运动的主要适应群体，并能从运动中获益。有资料表明，运动中所能消耗的血甘油三酯的数量是极为有限的，但是运动疗法的确可以降低血甘油三酯和总胆固醇的含量，并可升高血高密度脂蛋白胆固醇的水平。运动时肾上腺素、去甲肾上腺素分泌增加，可以提高脂蛋白脂肪酶的活性，加速富含甘油三酯的乳糜微粒和极低密度脂蛋白的分解。因此，可以降低血脂而使高密度脂蛋白胆固醇量升高。

动物和人体实验研究都表明，长时间持续性力竭运动可以使血总胆固醇降低、低密度脂蛋白胆固醇降低、高密度脂蛋白胆固醇增加、总胆固醇/高密度脂蛋白胆固醇和低密度脂蛋白胆固醇/高密度脂蛋白胆固醇比值下降，极低密度脂蛋白胆固醇下降，效应持续24小时，而连续运动几小时后即刻血甘油三酯、总胆固醇未发生变化，但24小时时血甘油三酯显著下降，血浆游离脂肪酸（FFA）明显增加，血脂蛋白脂肪酶（LPL）活性于运动后24小时也升高，载脂蛋白A（Apo A）增加和HDL-C饱和度增加，高密度脂蛋白胆固醇升高持续48小时。由此可以看出，一次性有氧耐力运动可以对脂代谢产生短暂而有益的影响。流行病学调查表明，耐力训练运动员比平时活动不多的普通人血总胆固醇偏低，甘油三酯和低密度脂蛋白胆固醇也低，而高密度脂蛋白胆固醇较高，动脉粥样硬化发生得晚，因而提出长期耐力训练对血脂代谢可能产生了慢性作用。

运动可通过改善机体氧自由基代谢防治高脂血症致动脉粥样硬化（AS）。长期有氧运动可以提高机体组织和血液中抗氧化酶如超氧化物歧化酶（SOD）、谷胱甘肽过氧化物酶（GSHP）和过氧化氢酶（Cat）等的活性，降低脂质过氧化物如丙二醛浓度。已知高脂血症时组织和血液中过氧化脂质增加，抗氧化酶活性减低，血浆中脂质被氧化修饰，长期有氧运动可以提高抗氧化能力，从而减少氧化脂蛋白的含量。有氧耐力运动也可通过一氧化氮途径减少脂蛋白氧化，影响脂代谢从而对运动延缓或阻止动脉粥样硬化产生作用。

运动还通过改变身体组成和提高机体氧化利用脂肪酸能力影响脂代谢。高脂血症患者多伴有肥胖或超重，因此常常很难将运动的作用与体重下降的作用区分开来。有充分的证据表明运动使体脂百分比下降，进而循环血脂下降。研究发现，耐力训练使脂肪细胞平均直径减少，但对儿茶酚胺的敏感性增加，有利于更好地促进脂肪水解动员和利用；此外，耐力训练可以增加肌肉线粒体的数目和体积，提高线粒体氧化呼吸链中酶的活性，改善机体氧化利用脂肪酸的能力；耐力训练还能提高肝、肌肉和脂肪细胞等靶细胞胰岛素受体的功能和这些靶细胞对胰岛素的敏感性，促进细胞对葡萄糖的利用，使之转变为脂肪减少。上述代谢变化导致了机体身体组成的改变，体脂百分比下降，瘦体重增加，甚至体重下降，从而改善血脂代谢。

自古以来，运动疗法就是高脂血症综合防治中的重要方面之一。运动对机体的脂质代谢确实具有积极的影响，它能使脂质代谢朝着有利于健康的方向发展。研究表明，运动能够促进机体的代谢，提高脂蛋白脂肪酶的活性，加速脂质的运转、分解和排泄。运动还能改善机体的糖代谢和血凝状态，改善血小板功能，降低血液黏度。运动还可改善心肌功能，增强心肌代谢，促进侧支循环的建立，这些都对高脂血症的防治有积极的影响。因此，高脂血症患者加强运动锻炼是积极的防治措施，有利于减轻症状，避免并发症。

高脂血症患者的健身原则有哪些？

高脂血症患者的健康状态、体力情况及平时的运动经历不同，建立一个普遍适用的运动处方几乎是不可能的，必须因人而异。平时很少做体育锻炼的人一般要找医疗或体育保健专业人员进行咨询指导，有条件者尽可能做全面的体格检查，尤其是40岁以上的男性和五六十岁以上的女性特别必要，检查的内容包括一般人类测量学内容，如身高、体重、体脂百分比；心肺情况，如心率、血压、肺部情况、普通心电图、心电运动试验，以了解心脏承受运动负荷能力和运动的安全范围。骨骼、肌肉功能也应做一大致了解，以便确定运动项目类型。一些基本的血生化指标测定有利于观察运动的效果。

　　高脂血症患者在运动健身时应注意几个原则。首先，开始运动前要做好充分的准备，包括运动服装准备、运动场地选择和运动时间选择。一般主张衣、鞋、袜柔软、宽松、舒适、吸汗，场地宜方便、优美、安静，时间不宜于餐后即刻，提倡晨起7时至9时，午后4时到5时锻炼。

　　其次，进行运动时要选择合适的运动项目、运动强度、运动频率及运动持续的时间。高脂血症患者宜采用中、低强度，长时间周期性大肌群参与的运动项目如长距离步行或远足、慢跑、骑自行车、游泳、简单的非竞赛性球类活动（如乒乓球、羽毛球、网球）、体操、爬山、迪斯科健身操及健身器等。一些放松性治疗如太极拳、气功等也有较好疗效。要掌握运动强度，运动时心率为本人最高心率的60%~70%，相当于50%~60%的最大摄氧量。一般40岁心率控制在140次/分；50岁130次/分；60岁以上120次/分以内为宜。运动频率要适当，中老年人，特别是老年人由于机体代谢水平降低，疲劳后恢复的时间延长，因此运动频率可视情况增减，一般每周3~4次为宜。运动持续时间要合适，每次运动时间控制在45~60分钟，中老年人30~40分钟，下午运动最好，并应坚持常年运动锻炼。伴随特殊疾病时，还应根据疾病的要求及用药情况做相应调整，一般认为轻度高脂血症用饮食治疗加运动即可较好控制，而较严重及遗传性早发高脂血症患者需配合药物治疗。

　　运动强度、时间和频率构成了运动量，一般以运动时能耗表示，高脂血症患者的运动量应不低于每周1000kcal，运动量太小，不能引起机体代谢的改变及运动能力的提高，相反运动量太大，乳酸积累，机体容易疲劳，也可抑制脂蛋白代谢的酶活性，不能坚持持久，使之半途而废。

　　运动强度，它是指单位时间内单位体重的耗氧量。一般推荐高脂血症时运动强度为3~6METs（代谢当量）。以上述运动强度运动时，一般要求每次运动持续45~60分钟，其中包括15~20分钟热身活动，如伸展活动、关节活动等，和5~10分钟整理活动即放慢运动活动，逐渐回到日常平静水平，真正的锻炼时间为20~30分钟，至少20分钟，但也应灵活掌握，因为对那些平时不动、年龄较大或身体虚弱者，或工作非常忙者，这些长时间活动是不现实的。近年美国疾病控制预防中心和美国运动医学会推荐小量、短时、多次、累积和完成总的运动时间和运动量，同样可以取得较好的效果。研究表明，以一定强度持续运动一定时间所产生的运动变化可以持续24~48小时，因此要想该运动效果得以维持和积累，运动频率为每周3~4次，如果运动强度小，就要增加运动，以确保运动量和运动效果。习惯性运动者每周常锻炼5~6次，实际上超过5次训练效果并不继续提高。锻炼1周患者可感觉有效，若要取得比较肯定的效果则至少需6~8周，而且代谢的改变是暂时的，停训4天，血脂就会又恢复从前。因此坚持不懈是对高脂血症患者运动锻炼的基本要求。

表5-6　各种常见日常活动能量消耗表

日常生活	METs	运动	METS	家务劳动	METs
卧床休息	1	走路（慢）	2.0	用手缝纫	1
静坐	1.15	走路5km/h	3.0	扫地	1.5
静站、放松	1.4	走路6km/h	5.5	抹灰尘	2.0
进餐	1	轮椅活动	2	洗碗	2.0
说话（不激动）	1	划船4km/h	2.5	洗衣服	2.5
脱衣服	2	自行车8.8km/h	4.5	整理床铺	3.5
洗手、洗脸	2	自行车20.8km/h	11.0	擦玻璃窗	3.5
床边坐马桶	3	游泳18.3m/min	5.0	上街采购	3.5
淋浴	3.5	跳舞（交际舞）	4.5	擦地板	4.0
床上使用便盆	4	钓鱼	3.2		
下楼	4.5	打牌	2.0		
用矫形器或拐杖步行	6.5				

既往认为力量训练对改善血脂、降低血压提高心血管功能无益。近年来已有研究表明小强度的循环抗阻力量训练，对心血管的应激并不产生明显的副作用，而且肌肉力量和耐力的增强反而有利于心血管疾病患者的康

复，同时它也可引起血脂代谢的有益改变。适当人群，如较年轻、体质较好者，采用小剂量循环抗阻训练。

高脂血症患者健身时需注意什么？

原则上各种类型的高脂血症都适宜于运动治疗，但要根据具体情况制定个体化的有针对性的运动处方。高脂血症患者在进行锻炼前应进行全面的体格检查，以排除各种可能的并发症，以此确定自己的运动量。

高脂血症患者尤其是高龄、体胖、有心血管病倾向、平时不活动者，开始锻炼时，要咨询医务人员的意见，必要时在监护下进行，以免运动不适应或发生意外，待锻炼一段时间后，患者了解了运动的基本情况，掌握了如何自我监测的方法，同时也确定了比较适宜的运动处方后，可以逐渐减少或撤除监护，或建立定期的联系，以便有情况时能及时调整运动方案。

高血脂患者而无其他合并症的应保持中等强度运动量，即每天达到慢跑3~5公里的运动量。对合并轻度高血压、肥胖、糖尿病和无症状性冠心病等疾病者应自行掌握，以锻炼时不发生明显的身体不适为原则，必要时应在医疗监护下进行。对伴有重度高血压、严重心脏病（如急性心肌梗死、心力衰竭、严重心律失常等）、严重糖尿病以及严重肝肾功能不全者应禁止运动，待上述疾病明显改善后再考虑适量运动。

训练宜从小量开始，逐渐增至所要求的运动量，循序渐进。训练效应至少需要6周才较显著，而且停训后4天又恢复到训练前状态。因此，要求患者持之以恒，才能保持运动效果，达到运动治疗高脂血症的目的。

合适运动量的主要标志是运动时稍出汗，轻度呼吸加快，但不影响对话，早晨起床时感觉舒适，无持续的疲劳感或其他不适感。患者可据此衡量自己活动量的大小，及时调整。重视在运动过程中和运动后的自身感觉，如出现严重呼吸费力、前胸压迫感、头晕眼花、面色苍白等现象，应立即停止运动，有可能的话，应平卧休息。

运动方式则要强调呼吸运动，例如轻快的散步、慢跑、游泳、骑自行车和打网球。这些运动方式会对心肺系统产生一定的压力，从而改善心肺的健康状况。以每小时6千米的速度轻快散步1小时将消耗1.67千焦（0.398963千卡）的热量。每天进行这种运动量的轻快散步可以使体重减轻。但是，运动强度和持续时间应在数周后逐渐增加。对于肥胖患者和惯于久坐的患者也应在数月后逐渐增加运动强度和持续时间，高强度的体育锻炼会导致大程度的体重减轻。

患者要在运动锻炼过程中定期监测血脂等，运动、饮食和药物是影响高脂血症的主要手段，在锻炼期间必须注意三者的协调问题。既要饮食控制，又不能缺乏营养，保证足够的身体需要，同时也要注意及时调整药物剂量，尽量以最小量化学手段和最大的生理性措施达到最有效的治疗效果。同时还要注意有些降脂药物兼具降压、降心率的作用，在制订运动处方时如以心率为运动强度指标时尤需注意。

因此，循序渐进、持之以恒、有规则的运动健身计划对高脂血症患者是非常重要的。

为什么降脂运动要长期坚持、量力而行？

运动锻炼有益于增进健康，这是一个普遍的道理。然而我们一方面要注重平日的运动锻炼，养成爱好运动的良好习惯；另一方面要在运动时遵照"量力而行，循序渐进，持之以恒"的基本原则，避免一开始就迅速提高运动量和增加运动强度。否则，反而会引起体力严重不支而发生意外。

医学专家指出，运动量和运动强度对心血管功能具有双向作用。适宜的运动量和运动强度有益于改善心血管系统功能，可促进机体代谢和增加组织供血，对健康有益。而不恰当的运动量和运动强度反会减低心血管功能，减少组织供血。特别是那些平日缺乏锻炼的人们，若突然加大运动量或迅速提高运动强度，都会由于心脏的排血功能无法适应猛增的全身供血需求，从而引起组织器官的供血不足。特别是脑的供血不足，可使得人们在运动中感到头晕、乏力、体力不支和出现呼吸困难、胸闷、心悸等不适反应，重者可因晕厥而跌倒在地，造成不同程度的损伤及跌伤。因此，医学专家一再强调，无论是谁，在参加运动锻炼时都要根据自身的实际情况选择适宜运动项目及决定运动量的大小。凡是平日缺乏锻炼的人们，在开始参加运动锻炼时，运动前做好准备活动，运动中务必量力而行，循序渐进。切忌那种不顾体力状况而盲目追求大运动量的做法，那样非但不利于增进健康，反而会事与愿违，对机体健康构成损害。

运动疗法必须要有足够的运动量并长期坚持。轻微而短暂的运动对高脂血症、低HDL-C血症以及肥胖患者不能达到治疗的目的。只有达到一定运动量，对血清脂质才能产生有益的作用并减轻肥胖患者的体重。高脂血症患者健身要循序渐进、量力而行，切勿急于求成、盲目乱炼。参加体育锻炼之前，最好做一次全面体检，以便根据自己的体质情况合理选择锻炼项目和运动强度。健身还要持之以恒，切忌朝三暮四。选择项目不宜过多，哪怕只有一种或两种，只要长期坚持，便会受益无穷。运动量的大小以不发生主观症状（如心悸、呼吸困难或心绞痛等）为原则。应尽量避免全身大量肌肉群同时快速运动，防止呼吸过快、大量排汗。因为过量的剧烈运动不仅造成心脑血管对心脏、脑、消化系统、泌尿系统的供血不足，而且由于肺过度通气，体内氧化不全，造成组织缺氧，对健康并无好处，甚至会引发心脑血管意外。此外不宜超负荷运动，因为用力过猛或用力过速，容易造成关节、肌肉的损伤及意外伤害。所以参加运动要科学地安排时间及项目，千万不可心血来潮，一定要量力而行。人的体质千差万别，工作生活环境也不一样，因此，运动健身必须因人、因地、因时而异。

体育运动能健身，但也能伤身。参加运动要掌握科学方法，既要了解运动性质，又要适合自身的能力。量力而行，循序渐进，持之以恒的降脂运动能使过早死亡的危险性降低；使发生心脏病的风险降低；使中风的风险降低；降低发生2型糖尿病的风险；降低患癌症的风险；帮助预防和延缓高血压的发生和发展，使收缩压和舒张压降低3mmHg和2mmHg以上；帮助控制体重，帮助构建和维持健康的骨骼、肌肉和关节，使有慢性骨关节障碍人群的功能状态改善；有助于控制疼痛，如腰痛或膝关节痛，并可减少腰痛发生的危险；改善心理上的自我感觉，缓解紧张、焦虑、抑郁和孤独的感觉；有助于延缓老年人认知功能的下降。

何谓有氧运动？

生命在于运动，有一个好的身体是享受生活的最基本条件，医生也总是劝导人们进行体育运动来提高身体素质。但同时，人们也会问：什么运动才好？运动多少才够？面对这最常见的疑问，美国空军运动研究室医学博士库珀（Dr Kenneth H.Cooper）经过多年的研究、探索，创造了闻名世界的"有氧运动法"及其运动处方。库珀认为，健康的标准并不是通常认为的肌肉发达、外表强壮，只有心、肺功能健康才是真正的健康。因为要维持身体内多得惊人的细胞的营养供应及功能正常，就要求为它们提供足够的氧气和营养物质。而这就必须要有健康的心、肺功能才能使得全身各组织、器官保持在良好的功能状态，并需要有一定的功能储备（耐力）。

有氧运动是得到全世界最多人认同、实行的运动健身方法。它是指人体在氧气充分供应的情况下进行的体育锻炼，是增强人体吸入与使用氧气的耐久运动。也就是说，在运动过程中，人体吸入的氧气与需求相等，达到生理上的平衡状态。它的运动特点是负荷量轻、有节律感、持续时间长。运动医学测定，有氧运动适宜的运动负荷为每周4~5次，每次持续20~30分钟，运动时心率为120~135次/分。

有氧运动的目的在于长时间进行运动（耐力运动），使得心（血液循环系统）、肺（呼吸系统）得到充分的有效刺激，提高心、肺功能，增强心、肺耐力，从而让全身各组织、器官得到良好的氧气和营养供应，维持最佳的功能状况。在运动时，由于肌肉收缩而需要大量养分和氧气，心脏的收缩次数便增加，而且每次输送出的血液量也较平常为多，同时，氧气的需求量亦增加，呼吸次数比正常为多，肺部的收张程度也较大。所以当运动持续，肌肉长时间收缩，心肺就必须努力地供应氧气分给肌肉，以及运走肌肉中的废物。而这持续性的需求，可提高心肺的耐力。当心肺耐力增加了，身体就可从事更长时间或更高强度的运动，而且较不易疲劳。

长期坚持有氧运动能增加体内血红蛋白的数量，提高机体抵抗力，抗衰老，增强大脑皮层的工作效率和心肺功能，增加脂肪消耗，防止动脉硬化，降低心脑血管疾病的发病率。减肥者如果在合理安排食物的同时，结合有氧运动，不仅减肥能成功，并且减肥后的体重也会得到巩固。有氧运动对于脑力劳动者也是非常有益的。另外，有氧运动还具备恢复体能的功效。

低强度、长时间的运动，基本上都是有氧运动，比如：步行、慢跑、滑冰、游泳、骑自行车、打太极拳、跳健身舞、做韵律操，等等。有氧运动自我抗力是人体肌群处于静态性对峙的肌力抗衡，也是简便易练的有氧运动项目之一。它不受性别、场地、器械的制约。采用徒手定位的肌肉抗力练习，无运动创伤之忧，成为静力训练中加速血流，促进代谢，舒筋活络的健身方法。同举重、赛跑、跳高、跳远、投掷等具有爆发性的非有氧运动相比较，有氧运动是一种恒常运动，是持续5分钟以上还有余力的运动。这种锻炼，氧气能充分酵解体内的糖分，还可消耗体内脂肪，增强和改善心肺功能，预防骨质疏松，调节心理和精神状态，是健身的主要运动方式。

虽然各种运动形式都能够消耗能量，但最有效的方式还要属有氧运动。运动消耗的能量是由人体内储备的糖和脂肪氧化供应的。实验证明，与其他运动形式相比，进行中小强度的有氧运动可以消耗最大量的脂肪。有氧运动之所以能够降低血脂，是因为它可以提高高密度脂蛋白受体的基因表达水平，使低密度脂蛋白胆固醇（俗话说的"坏胆固醇"）水平下降，高密度脂蛋白胆固醇水平上升，促进了脂肪代谢。

老年患者运动保健的具体实施措施有哪些？

随着老年社会的到来以及人类文明程度的不断提高，人们越来越关注生存质量和生命质量。人到暮年，身体健康胜于万贯家产，"动则不衰"，运动健身是防治疾病的根本。

老年人随着年龄增加，不仅心肺功能降低，而且运动器官和听觉、视觉、触觉、平衡器官等功能都会逐渐衰退，表现为反应缓慢、灵敏度低、协调性差。老年人的生理变化特点，决定了老年人在健身运动中对运动项目和运动强度应有所选择。

第一，老年人最好选择缓慢的运动，不要做剧烈运动，尤其上楼梯的运动是不可取的，因为上楼梯很容易损坏老年人的膝关节。一般以身体进行节律性及持续性活动为主，如慢跑、登山、骑自行车、游泳等；最好依照个人喜好、环境因素与身体健康状况，选择自己有兴趣的运动项目，既可兼具健身及娱乐效果，又较容易持之以恒。

第二，要达到健康的效果，每周至少需运动3~4次，每次至少持续20~30分钟，对刚开始运动的银发族，可以用"短暂运动、休息、再运动"的模式，但运动时间的总和最少要超过20分钟以上，等体能变好之后，再持续增加。

第三，运动量不够或过多，都不能达到增加健康的目的，一般来说，可以用运动时的心率监测运动量，理想的心率为（220－年龄）×60%至（220－年龄）×80%之间，以70岁的银发族来说，达到运动量的心率应该在每分钟90~120次之间。

第四，选择合适的运动装。如果做蹦跳的运动，比如跳舞，不要穿鞋底比较滑的鞋，以免摔伤。运动时最好戴上护膝和护腕，保护关节。

第五，秋季避免着凉。天气逐渐转凉，运动后出汗，毛孔会打开，凉气会趁机侵入导致受寒。老年人出门运动时，可以自备一件衣服，运动时可以系在腰上，运动之后穿上保暖。

由于老年人组织器官的老化，肌肉力量的减弱，灵敏度差，反应能力低，对运动损伤的预防能力和应激能力较低，故易遭受外伤，尤其是运动器官的老化，骨质疏松和骨关节退化引起的稳定性差。因此，除了选择合适的运动项目和运动强度之外，加强运动中的自我监测显得尤为重要。通过自我监测，可以在一定程度上降低运动性损伤的发生率，减轻损伤程度；还可以发现一些疾病的早期信号，为医生提供重要的诊断资料，有利于疾病的早期发现和及时治疗。这对消除某些病患或延迟疾病的发生，增进身心健康具有重要作用。

首先，回顾运动损伤史。确定可能的内在因素，包括预兆、急性疾病、心律失常、最近服药情况、饮酒等，详细描述运动损伤过程，如果损伤发生在日常生活活动中，即应通过平衡和步态训练来预防。改善环境，居室内部的陈设当然不能强求一律，要从自身条件出发，因地制宜，因人制宜。如果损伤发生在某种危险的活动中，即应改变或避免此类运动，人群拥挤的地方或交通不安全的地带要尽量避免。

其次，注意疾病的早期症状。任何疾病都有一个发展的过程，早期常有一些症状出现，虽然这些症状大多表现轻微，而且往往没有什么特异性，但如果对它们提高警惕，及时求医做进一步检查，常常有利于疾病的诊断与治疗，防止在运动时发作。老年人神经系统对外界与内在的反应慢，协调能力差，切忌做各种剧烈运动。运动时要加强保护，采取相应的措施，以免发生过度疲劳和意外。老年患者如有运动器官的畸形、损伤、骨质疏松、疼痛及功能障碍，就应借助于拐杖，以免跌倒损伤。

再次，防止过度疲劳。从生理学角度讲，疲劳是一种生理现象，而过劳属病理范畴。通常疲劳系劳动或运动所引起的活动能力暂时下降，主要表现为活动效率减低，全身无力，精神不振，肌肉酸痛，动作不协调，头晕等。这就意味着已处于疲劳状态，提示需要停止活动，进行休息，或改为其他活动，以求消除疲劳，恢复体力。老年人在活动中最好多次休息，如工作间休息，午间休息等，足够睡眠是最彻底的休息。丰富的饮食与营养，有趣的工作，可以使人精神振奋，都能获得防止疲劳的效果。

第四，注意饮食。食欲的强弱反映了人体消化系统的功能状态。经常进行运动锻炼的人，大都食欲较好，消化能力较强。但在运动锻炼过程中，要把握好以下几点，一是运动强度不宜过大，以免超过人体的承受能力，变得不思饮食；二是运动后不可立即进食，更不能暴食，因此时大量血液集中在运动器官，胃肠道等腹腔脏器的血流相对减少，容易引起消化不良；三是饭后不参加剧烈运动，防止固定内脏的韧带和肠系膜受到剧烈牵拉而发生腹痛和胃下垂；四是空腹时不应从事运动量过大的锻炼，以免出现心慌、晕厥等症状。

总而言之，老年人进行体育锻炼应坚持四要、四不要、三个"半分钟"、三个"半小时"的原则。

四要：①要因人而异、量力而行。根据自身的情况，选择适合自己的运动项目，以参加动作缓慢、速度均匀、呼吸自然、费力不大的体育项目为宜。②要循序渐进、逐步提高。体育锻炼不能急于求成，必须一点一点逐步增加运动量。③要持之以恒、细水长流。体育锻炼最重要的就是坚持不懈，方能奏效。④要注意安全。运动前要做好准备工作，还应注意周围的环境安全，以免身体受到伤害。

四不要：①不要进行力量性锻炼。随着年纪增长，老年人会出现运动器官萎缩、韧带弹性减弱、骨质疏松、关节活动范围减小等情况，若进行力量性锻炼，容易造成骨骼变形，轻则损伤关节和韧带，重则造成骨折。②不要进行速度锻炼。老年人的心脏收缩能力减弱，血管壁的弹性降低，管腔变窄，血流阻力增大，若再进行速度锻炼，将使心脏更加难以承受。如果原来患有高血压和心脏病，此时更容易促使脉搏和血压骤然升高，甚至造成猝死。③不要进行闭气锻炼。老年人呼吸肌的力量较弱，肺泡的弹性也相应降低，若锻炼时用力闭气，就容易损坏呼吸肌，导致肺泡破裂，引起肺支气管咯血现象。因此，进行任何体育锻炼时都必须配合有节奏的自然呼吸。④不要比赛争胜。因为在比赛争胜的过程中，会促使当事者神经中枢兴奋，引起血压和心率剧增，以至于发生严重后果。

三个"半分钟"：醒来后不要马上起床，在床上躺半分钟；坐起来后要坐等半分钟；然后两条腿垂直在床沿再等半分钟。

三个"半小时"：早上起来运动半个小时；中午睡半个小时；晚上6至7时散步行走半个小时。

高脂血症患者运动有哪些禁忌？

原则上讲，只要没有禁忌证，各种类型的高脂血症都适宜于运动治疗，但要根据具体情况制定个体化的有针对性的运动处方，运动治疗的目的是对抗运动不足，保持和增进运动能力，改善机体代谢，促进健康。

运动对所有高血脂的患者都有好处。健康人、无严重合并症的高脂血症患者、低HDL-C血症患者均可参加一般体育锻炼。合并轻度高血压、糖尿病和无症状性冠心病及肥胖的患者，可在医生指导下，进行适量的运动。高脂血症患者合并下列疾病时禁忌运动：①各种急性感染、发热；②近期有心电图ST-T改变或心肌梗死急性期；③不稳定型心绞痛；④充血性心力衰竭；⑤严重的室性和室上性心律失常，三度房室传导阻滞；⑥未控制的高血压；⑦严重糖尿病，糖尿病酸中毒；⑧下肢坏疽；⑨肝、肾功能不全。

高脂血症患者合并下列疾病时应尽量减少运动量，并在医疗监护下进行运动：①频发室性期前收缩和心房颤动；②室壁瘤；③肥厚型梗阻性心肌病、扩张型心肌病和明显的心脏肥大；④未能控制的糖尿病；⑤甲状腺功能亢进；⑥肝、肾功能损害。⑦高脂血症患者合并完全性房室传导阻滞、左束支传导阻滞、安装固定频率起搏器、劳力型心绞痛、严重贫血、严重肥胖以及应用洋地黄或β受体阻滞剂等药物时也应该谨慎地进行运动。

西药降脂药有哪些种类？

血脂是指血液里的脂肪，但脂肪可不是胖人的专利，正常人的血液里都少不了它。大家都知道血脂太高了不好，会引起很多严重的疾病，所以，预防血脂异常和动脉粥样硬化是防治心脑血管疾病的基石，如何更好地调控血脂就显得尤为重要。下面我们来看看调脂药物的分类及应用。

目前，在临床上常用的降脂药物有许多，归纳起来大体上可分为六大类。

（1）他汀类药物　它们是现在降脂治疗的明星、主力军，是三甲基戊二酰辅酶A（HMG-CoA）还原酶抑制剂，即胆固醇生物合成酶抑制剂，它们抑制的这个酶是细胞内胆固醇合成的限速酶，把这个咽喉卡住了，那么体内胆固醇合成就明显减少了。由于这类药物的英文名称均含有"statin"，故常简称为他汀类。他汀类药物除有调脂作用外，还有改善血管内皮功能、抗炎、抗血栓及稳定动脉粥样硬化斑块等非调脂作用。因其全面而高效的降脂效果，被指南推荐为降脂首选药物。

他汀类药物来源可分为天然与合成两类，其中，脂、水溶性的区别在于脂溶性他汀可以穿透全身各组织细胞的脂质层，与相关受体结合力强，作用持久，选择性低。而水溶性他汀无法直接穿透细胞膜，需要特殊的转运蛋白，而肝细胞表面就存在这种转运蛋白，肝脏又是胆固醇合成的主要场所，因此，水溶性他汀表现出了高度的肝选择性。现已有7种他汀类药物可供临床选用：

表5-7　常用他汀类药

天然化合物	半/全人工合成
洛伐他汀（第一代，脂溶性）	氟伐他汀（第二代，脂水双溶性）
辛伐他汀（第一代，脂溶性）	阿托伐他汀（第三代，脂水双溶性）
普伐他汀（第二代，水溶性）	瑞舒伐他汀（第三代，水溶性）
—	匹伐他汀（第三代，脂溶性）

对于服药时间选择，虽然肝脏每天24h都在合成胆固醇，但其合成的高峰时段为0：00~3：00。氟伐他汀、普伐他汀、辛伐他汀：由于其半衰期<3h，主要是通过抑制胆固醇高峰时间的合成发挥降血脂作用，须睡前服用；洛伐他汀：由于食物可促进其吸收，若空腹服用，吸收总量降低30%，须晚餐时服用；匹伐他汀：其半衰期约11h，可能与部分药物存在肠肝循环有关，一般晚饭后服用；瑞舒伐他汀、阿托伐他汀：二者半衰期>13h，24h均能抑制胆固醇合成，所以可在每天任意时间段服用。另氟伐他汀缓释片也可在每天任意时间段服用。

他汀类药物的不良反应主要有肝酶升高、肌病和横纹肌溶解症。肝酶升高是停药的主要原因之一，给药之前须检测肝功能，服药后1~2个月、6个月、1年应复查肝功能；长期服用的患者至少每年复查1次。肝酶升高未达到正常上限3倍不需要停药，大于正常上限3倍时应停药，停药后肝转氨酶升高可逆转，但要检测至肝转氨酶恢复正常。

（2）贝特类　又称苯氧芳酸类药物，主要是增强脂蛋白脂肪酶的活性，使甘油三酯的水解增加，对治疗高甘油三酯血症有显著的疗效。同时可以降低极低密度脂蛋白胆固醇，提高高密度脂蛋白胆固醇。实验证实，吉非贝齐可减少冠心病的发生率，与安慰剂相比，贝特类药物能使中年男性的冠心病发生率减少约1/3，但不改善总的生存率。贝特类药物口服吸收良好，是一种安全、耐受性良好的调脂药。其主要适应证为高甘油三酯血症或以甘油三酯升高为主的混合型高脂血症和低高密度脂蛋白胆固醇血症。目前较常用的是吉非罗齐、非诺贝特、苯扎贝特、吉非贝齐、益多酯等。单独应用不良反应发生率为6%~11%。其中有横纹肌溶解，与他汀类药联用时，可能增加肌病的发生率。多发生在肾功能不全、甲状腺功能减退、感染、低蛋白血症的患者。尤其是合用如吲哚美辛、赖氨匹林、布洛芬等非甾体类药物。用药期间应定期检查肝功能和肌酸磷酸激酶水平。与口服抗凝血药合用可明显增强口服抗凝药的作用，应适当减少抗凝血药的剂量。

（3）烟酸类　烟酸是一个古老的降脂药，属B族维生素，别名维生素B$_3$或维生素PP，当用量超过其作为维生素作用的剂量时，可有明显的降脂作用。对于烟酸的降脂作用机制，目前医学界尚不十分明确，目前认为其不仅可使甘油三酯酶活性降低，脂肪组织中的脂解作用减慢，还可进一步使低密度脂蛋白胆固醇也减少。另外，烟酸还能阻碍肝细胞利用辅酶A合成胆固醇。主要用于治疗单纯性血清三酰甘油水平增高者，也可用于治疗以血清三酰甘油水平增高为主，并伴有血清总胆固醇水平轻度增高者。这类药物包括烟酸、烟酸肌醇酯、阿昔莫司（乐脂平）等。在目前的研究中发现，烟酸类药物在一定程度上会影响2型糖尿病患者的血糖控制水平，患者应用后平均血糖浓度可升高16%，认为这与烟酸增加了胰岛素抵抗有关。因此，对于2型糖尿病患者，烟酸不宜作为第一线药物，只能用于顽固性高脂血症患者，并且需密切随访。

（4）胆酸螯合剂 这类药物也称为胆酸隔置剂，主要为碱性阴离子交换树脂，在肠道内能与胆酸呈不可逆结合，从而阻断胆汁酸中胆固醇的重吸收，通过反馈机制刺激肝细胞膜表面的低密度脂蛋白受体，加速血液中低密度脂蛋白清除，降低低密度脂蛋白胆固醇水平。因其难溶于水，不易被消化酶破坏，它是一类安全有效的降血浆胆固醇和低密度脂蛋白胆固醇的药物。常用药物有考来烯胺、降胆宁，还有考来替泊。该药常见的不良反应为胃肠反应、恶心、便秘或腹泻、肠梗阻或头痛等。

（5）胆固醇吸收抑制剂 它是目前唯一的一种胆固醇吸收抑制剂，初步研究显示，该药能使小肠吸收胆固醇的数量降低50%以上。其机制主要通过抑制肠道内饮食和胆汁中胆固醇的吸收，来达到降低血脂的目的。减少胆固醇向肝脏的释放，并加速低密度脂蛋白的代谢。其半衰期长达22小时，且在消化系统以外的药物浓度极低，具有良好的安全性和耐受性。现有的临床实践认为，他汀联合胆固醇吸收抑制剂治疗高胆固醇血症具有互补性。

（6）前蛋白转化酶枯草溶菌素9（PCSK9）抑制剂 依洛尤单抗作为2018年在我国上市的一款针剂，是目前降低低密度脂蛋白幅度最大的药物，是对付高胆固醇的导弹和核武器。它主要是通过抑制PCSK9与低密度脂蛋白受体结合，达到降低低密度脂蛋白的作用。目前国内外指南和专家共识推荐依洛尤单抗用于极高风险的动脉粥样硬化性心血管疾病患者。

降脂药物有哪些不良反应？

（1）他汀类药 俗话说，人红是非多，随着他汀的广泛应用，其副作用逐渐显现，这给他汀带来了不小的挑战，但是这些副作用发生率极低，并且大多在停药后消失，所以专家建议不用过分担心。他汀类药的主要不良反应有两方面：即对肝脏和肌肉的损害。在所有接受他汀治疗的患者中，有1%~2%出现转氨酶升高（升高到正常值的3倍以上），并且这与服用药物的剂量有关。服药剂量大，转氨酶升高的可能性也大；剂量小，升高的可能性也要小些。在转氨酶升高的情况下，通常停药就能让其水平下降。因此，他汀禁用于活动性肝病、不明原因转氨酶持续升高和任何转氨酶升高超过3倍正常上限、失代偿性肝硬化及急性肝功能衰竭患者。另外，他汀可引起肌病，严重时偶可致命。他汀诱发的横纹肌溶解症呈剂量依赖性，发生风险为0.04%~0.2%，每100万张处方中的死亡率为0.15。肌病一旦发生，患者会自觉肌肉疼痛、乏力，化验可见肌酸激酶（CK）明显升高，如果比正常值增高10倍以上，就可以确诊。若及时发现，立即停药，肌病还是可以逆转的，并且不会造成肾功能衰竭。长期服用他汀类药还可有腹胀、腹泻、便秘、头痛、失眠、皮疹、血栓性血小板减少性紫癜（见于面部、胸部、肢端有弥漫性淤斑、伴血小板计数减少）。此外还有精神抑郁、感觉异常，多发生于面部、头皮、舌头和四肢，表现为麻木感、烧灼感、皮肤过敏或疼痛。目前认为，他汀类药物可能升高血糖，通常发生在存在糖尿病风险的人群中。但与服用安慰剂的患者相比，服用他汀者罹患糖尿病的额外风险不到1%。他汀类药如与环孢素、红霉素、克拉霉素、奈法唑酮、抗真菌药、蛋白酶抑制剂、贝特类药、烟酸类药等联合使用时，肌肉溶解的情况可能会加剧，所以应加以注意。他汀类药物对有严重肝功能损害者或对本品有过敏史者是禁用的。孕妇禁用，哺乳期、育龄期妇女慎用他汀类药物。

（2）贝特类药　其最常见的不良反应为胃肠道不适，多为轻微的恶心、腹泻和腹胀等，通常持续时间短暂，不需停药。另外，偶见皮肤瘙痒、荨麻疹、皮疹、脱发、头痛、失眠和性欲减退等。这些反应一般也很轻，多见于服药之初的几周之内，不需停药也可自行消失。长期服用贝特类药物时，应该警惕药物引起的肝、肾功能损害。原有肝脏和肾脏疾病的患者应当慎用这些药物。还有个别患者服药后可能发生药物性横纹肌溶解症，表现为肌肉疼痛、无力，有时还有肌肉抽搐。如果患者同时服用了贝特类与他汀类这两种调脂药物，发生肝肾损害和横纹肌溶解症的危险会明显增加。

贝特类药物可使胆结石的发生率升高，可能与此类药物使胆固醇排入胆汁的量增多，促进胆结石形成有关，故已有胆结石或胆囊炎等胆道疾病的患者应谨慎用药。贝特类对胚胎有一定毒性，可使胚胎生长延迟，所以孕妇、哺乳期妇女最好不服用，育龄期妇女和儿童一般也不宜用此类药物。个别患者服药后白细胞、红细胞和嗜酸粒细胞可能减少。

（3）烟酸类药　烟酸严重的副作用是可使消化性溃疡活化，可加重溃疡病；能使糖耐量减低，从而使糖尿病加重；还能使血尿酸增多，甚至引起痛风。偶见肝功能受损，血清转氨酶及碱性磷酸酶活性增高，甚至可见胆汁淤积性黄疸。出现这些反应时应及时停药，停药后可恢复。其最多见的不良反应是服药后面色潮红，服该药后有60%~90%的患者会出现面色潮红的不良反应，部分患者不能忍受这种不良反应以致停药，但大多数人坚持继续服药2~6周后不适会减轻或消失。烟酸可增强降压药的扩血管作用，甚至可引起体位性低血压。因此，伴有溃疡病、糖尿病、肝功能不全及高血压病的患者应慎用本药。孕妇及哺乳期妇女均不宜服用。在服药过程中，应定期复查肝功能、血糖及尿酸等，有明显异常时应及时减低剂量或停药。

（4）胆酸螯合剂类药　其最常见的不良反应为便秘。此外胆汁酸的缺乏会干扰脂肪吸收引起脂肪泻。因有氨臭味，部分患者难以忍受，特别是非危重患者，往往不愿服药。同时明显的胃肠道不良反应，如消化不良、便秘、恶心、腹痛、痔疮、肛裂、疝加剧等，给长期用药带来困难。由于该药是结合型树脂，故长期应用可以致多种维生素A、D、K的吸收减少，引起脂溶性维生素不足，此外，还可影响镁、钙、铁、锌的吸收。因此，应用时要注意补充相应元素。与近些年他汀类药物的飞速发展相比，这类药物的研究停留在20世纪初，希望现代药学的发展，或许可以改善这类药物的不良气味，使其获得更好推广。

（5）胆固醇吸收抑制剂　其应用过程中不良反应少见且轻微，较常见者有头痛、腹痛、腹泻，一般无须特殊处理，多不影响继续治疗。肾功能不全的患者不需调整剂量。禁用于已知对此药及其添加剂过敏者；禁用于活动性肝病，或不明原因的血清转氨酶持续升高的患者。尚无充分研究证实本药对于胎儿和哺乳期婴幼儿的安全性，不推荐妊娠期和哺乳期妇女服用依折麦布。

（6）普罗布考（丙丁酚）　其降低胆固醇的作用机制不同于他汀类等降脂药，不仅适用于一般的高胆固醇血症，对遗传学疾病"纯合子家族性高胆固醇血症"的患者，也有较好的疗效。其最常见的不良反应为胃肠道不适，腹泻的发生率大约为10%，还有胀气、腹痛、恶心和呕吐。其他少见的反应有头痛、头晕、感觉异常、失眠、耳鸣、皮疹、皮肤瘙痒等。有导致血管神经性水肿的报道。罕见的严重不良反应有心电图Q-T间期延长、室性心动过速、血小板减少等。

（7）前蛋白转化酶枯草溶菌素9（PCSK9）抑制剂　其目前较为常见的不良反应为上呼吸道感染、流感、胃肠炎、鼻咽炎、肌痛等，也有报道极少数患者出现皮疹、荨麻疹类过敏反应。因为该药为针剂，最常见的注射部位反应表现为红斑、疼痛和淤青。

降脂药物不能和哪些药物合并使用？

目前临床应用最为广泛的降脂药物是他汀类降脂药，虽然他汀类药物都具有良好的耐受性和安全性，但是服药万不可"高枕无忧"，因为服用他汀类药物的患者多半合并冠心病、心律失常、糖尿病等，他们可能正在服用胺碘酮、维拉帕米、地尔硫草等药物，而这些药物在肝脏代谢时与某些他汀类药物的代谢通道是一样的，可能会增加他汀类药物的不良反应，甚至引起严重的不良反应：横纹肌溶解。而有些药物也会与他汀类药物产生相互作用。因此，在启用他汀类药物时，一定要告知医生正在服用的各种药物。服用他汀类药物的同时，盲目地服用其他类的药物是诱发横纹肌溶解症的"罪魁祸首"之一。下述6种药物可能会增加他汀类药物毒性的风险，包括横纹肌溶解症：

（1）贝特类　他汀类药物与贝特类药物之间发生相互作用，吉非罗齐较非诺贝特更常见。然而，即使他汀类药物与吉非罗齐联用，发生横纹肌溶解症的患者也少于1%。横纹肌溶解症很少发生在单独服他汀类药物时。该并发症总是出现在服用多种可能与他汀类药物有相互作用的药物的患者中，并增加了发生危及生命不良事件的可能性。

（2）唑类抗真菌剂　该类所有药物均具有增加他汀类药物毒性作用的可能。

（3）胺碘酮　该药物更可能与辛伐他汀和洛伐他汀发生相互作用。

（4）大环内酯类抗生素　相互作用最明显的为红霉素和克拉霉素。当两者合用时，大环内酯类抗生素代谢会抑制他汀类药物在人体内的代谢，从而使他汀类药物的血药浓度升高，导致发生横纹肌溶解的危险性增加。该类抗生素的其他药物如阿奇霉素，尚未知其是否可增加他汀类药物的毒性风险。

（5）蛋白酶抑制剂　特别是利托那韦有显著相互作用。

（6）钙通道阻滞剂　维拉帕米和地尔硫䓬与他汀类药物有显著的相互作用。氨氯地平和硝苯地平，虽然仍具有一定的风险，但与该类中的其他药物相比，其引起他汀类药物的毒性仍算较少。

目前文献资料显示，发生药物相互作用的最少的他汀类药物为瑞舒伐他汀。因为瑞舒伐他汀与其他通过CYP3A4同工酶代谢的他汀类药物代谢方式不同，其主要通过CYP2C9同工酶代谢。而与其他药物发生相互作用最多的是辛伐他汀和洛伐他汀。

贝特类降脂药与他汀类药联用时，可能增加肌病的发生率。此外，与香豆素类抗凝药物如华法林联用会增强抗凝药物的疗效，使凝血酶原时间延长，引起出血概率增加。故两者开始合用时，应减少香豆素类抗凝药的剂量，同时监测凝血功能，并根据化验结果调整用量。停用本类药物时也需要逐步调整香豆素类抗凝血药的剂量。

关于烟酸类降脂药，一项研究报道，服用烟酸加前列腺素 D_2 受体1拮抗剂的中国患者联合使用辛伐他汀后，其肌病和横纹肌溶解症的发生率相比白种人较高。故当烟酸与他汀或贝特类药物联合应用时应谨慎，因为烟酸与这类降脂药联合应用时会增加骨骼肌肉事件发生的概率。

　　胆酸螯合剂类药长期使用可影响脂溶性维生素（A、D、E、K）、叶酸及其他一些弱酸性药物的吸收，如保泰松、苯巴比妥、维生素C等，应避免与上述药物合用。此外，此类药物会影响一些酸性药物的吸收，如噻嗪类、香豆素类及洋地黄类，故建议与其他药物合用时最少间隔4~6h。

　　胆固醇吸收抑制剂与贝特类药物联用时均可增加胆汁中胆固醇的浓度，诱发胆石症。联用时需警惕胆囊结石的发生。此外，有报道显示胆固醇吸收抑制剂如依折麦布与华法林联用增加INR（国际标准化比值），二者合用的安全性有待进一步临床研究。

　　普罗布考（丙丁酚）降脂药不得与特非那定（得敏功）、阿司咪唑（息斯敏）同时使用，否则有可能引起心电图Q-T间期延长和诱发室性心律失常。

　　树脂类降脂药不得与降糖药阿卡波糖或降脂药氟伐他汀同时使用，否则可影响后两种药物吸收。必须同时使用时，可在医生指导下，延长两类药用药间隔。与造影剂碘香酸同时使用可影响后者功能，忌同时使用。

　　关于前蛋白转化酶枯草溶菌素9（PCSK9）抑制剂，目前尚未开展正式的药物相互作用研究。

哪些人群容易发生药物不良反应？

　　药品不良反应是不可预测的，因为其诱发因素非常复杂，包括非药品因素和药品因素两类。前者包括年龄、性别、遗传、感应性、疾病等；后者包括药品的毒副作用、药品的相互作用等。因此，同一药品的不良反应，在不同年龄、不同性别、不同种族、不同感应性、不同适应证、不同共存疾病的患者中表现不尽相同。一般来说，年龄大、同时有多种疾病、同时服用多种药物、体型瘦小、一般状况差、有肝脏疾病、肾功能不佳、甲状腺功能减退、严重感染的患者，容易发生药物不良反应。

　　对于合并脂肪肝、有慢性肝炎史（非活动期）的患者，服用他汀类降脂药物更容易引起肝功能异常，在用药期间要严密监测肝功能，活动性肝病和胆汁淤积性肝病患者更是不能服用他汀类降脂药物。尤其是以下情况的患者：①高龄（尤其年龄大于80岁）的患者（女性多见）；②体型瘦小、虚弱；③多系统疾病（如慢性肾功能不全，尤其是糖尿病引起的慢性肾功能不全）；④合用多种药物；⑤严重感染性休克或围手术期；⑥合用下列特殊的药物或饮食，如贝特类（尤其是吉非贝齐）、烟酸（罕见发生肌病）、环孢素、吡咯类抗真菌药、红霉素、克拉霉素、HIV蛋白酶抑制剂、奈法唑酮、维拉帕米、胺碘酮和大量西柚汁以及酗酒；⑦剂量过大更易诱发肌病。

再如已有胆结石或胆囊炎等胆道疾病的患者应谨慎用贝特类药物。比如有溃疡病、糖尿病、肝功能不全及高血压病的患者应慎用烟酸类药物。此外，维生素缺乏的高脂血症患者应慎用胆酸螯合剂类药。合并心律失常的患者应慎用普罗布考（丙丁酚）降脂药。同时孕妇、哺乳期妇女最好不服用，育龄期妇女和儿童一般也不宜用上述药物。有严重过敏反应史的患者禁用前蛋白转化酶枯草溶菌素9（PCSK9）抑制剂。

服用降脂药物的好处有哪些？

高脂血症的早期症状并不明显，很多的患者往往容易忽视其治疗，结果造成一些并发症的发生，对患者的伤害极大，甚至危及患者的生命安全，因此大家一定要积极地防治，在积极改善生活方式的基础上，合理地选择降脂药物，可最大限度地减少冠心病、脑梗死、糖尿病、脂肪肝等并发症的发生。

有人把20世纪90年代的他汀类药物和40年代的青霉素相媲美，称之为他汀类的新纪元，他汀类药物给患者带来的巨大好处可见一斑。他汀类药物是临床上最常见的降低胆固醇的药物，它同时还能降低心血管疾病和卒中的发生率和病死率，目前主要应用于高脂血症及急性冠脉综合征的一级、二级预防。作为一种降脂药，越来越多的研究证实，其具有独立于降低血脂以外的多效性，具有抗氧化、抗炎、免疫调节、降低细胞因子水平，提高内皮细胞功能和防止血栓形成，降低炎性反应和内皮素、血管紧张素

Ⅱ受体1的表达，抑制血管平滑肌细胞的增殖和金属基质蛋白酶活性，降低血凝和血小板活化，增加内皮祖细胞数目和改善内皮功能等作用。除了给心脑血管疾病明确带来的好处外，对以下疾病他汀类药物也可能有益处，当然有些证据还不肯定。

（1）在肾病综合征动物模型的研究中，他汀类药物可以减轻肾脏结构和功能的恶化。

（2）研究表明，他汀类药物是降低肺癌患者死亡率的有效途径之一。该类药物能够阻滞细胞的周期，并诱导凋亡，从而达到防止癌症发生的目的，因此有望在临床中对肺癌患者的治疗起到一定的作用。

（3）他汀类的抗炎、抗氧化作用对顽固的类风湿性关节炎可能有效，研究者推测这些作用可能有利于控制类风湿性关节炎对骨和软骨的破坏。

（4）他汀类药物可有效治疗骨质疏松症，尤其是绝经期妇女和老人。他汀类药物可稳定骨量，通过骨的重建，使损失之骨再生。

（5）他汀类药物同时具有降低阿尔茨海默病及其他痴呆症风险系数的功效。服用他汀类药物的患者患痴呆症的可能性比那些非高脂水平患者及服用其他降脂药的患者下降了70%。流行病学调研结果也肯定了他汀类药物在降低阿尔茨海默病及痴呆危险性方面的重要作用。

（6）他汀类药物对免疫细胞有较广泛的抑制作用，从而降低排异反应的发生率。普伐他汀在治疗肾移植患者的小规模研究中，通过活检证明，排异反应的发生率从58%降到25%，这可能与体内自然杀伤细胞的细胞毒性降低有关。

（7）相关研究表明，他汀类药物能够很好地对机体内分子水平的免疫应答起到阻断作用，减少细胞因子和细胞破坏，有助于降低流感的死亡率。

（8）他汀类药物能够通过患者体外的胸廓淋巴结作用于体内，使炎症细胞的浸润度较少，同时支气管灌流洗液中的嗜酸白细胞的数量也明显下降，可降低哮喘患者的住院率。

（9）中国学者在论文《他汀类药物对感染患者预后影响的系统评价》中指出：他汀类药有助治疗脓毒症及其肺损伤。他汀类药物可以改善感染患者的预后，但不能明显改善危重症患者的重症感染病死率。目前缺乏高质量的研究，尚需大样本随机对照试验证实。

（10）他汀类药物在抑制炎症和慢性阻塞性肺疾病的气道重塑方面具有多重作用，对治疗慢性阻塞性肺病起到一定的辅助作用，大大降低该类患者的肺部恶化程度及死亡率。

（11）特发性肺纤维化属于间质性肺疾病，预后不确定，诊断后一般能存活3~5年，当前还没有有效的治疗方案。有研究认为他汀类药物能够有效地改善其血纤维蛋白溶酶的原结构从而通过抑制蛋白的表达，引起患者肺薄壁组织的改变，同时可以促进成肌纤维细胞的形成，对治疗该疾病起到一定作用。

依洛尤单抗是国内首个PCSK9抑制剂，它是人源性的单抗药物，从目前研究来看它的副作用较小，而且使用方便。常规剂量的他汀可使心血管事件风险降低约50%，而PCSK9抑制剂能在他汀的基础上进一步使复合心血管事件风险降低15%。且PCSK9抑制剂副作用非常小，目前为止没有发现其会导致新发糖尿病风险。

当然其他降脂药物在降低血液胆固醇和甘油三酯的同时，也在抑制动脉粥样硬化、预防治疗心脑血管疾病方面有肯定的疗效，但其在功效和大规模临床试验证据方面无法与他汀类药物相媲美。

服用降脂药物有哪些注意事项？

（1）他汀类药物

①了解患者情况：是否合并肝肾功能不全、甲状腺功能减退等其他疾病；是否合用其他药物，如贝特类降脂药、烟酸、环孢素、抗真菌药、红霉素和克拉霉素、维拉帕米、胺碘酮等药物；是否酗酒、大量饮用柚子汁；是否刚做了大手术；是否有药物说明书上所列禁忌证。有上述情况者服用他汀类药物有增加发生不良反应的危险，用药宜慎重，应遵循医嘱。

②服用时间：对于短半衰期的药物，比如辛伐他汀、洛伐他汀、普

伐他汀等，晚上给药较早晨给药，药效均在不同程度上更优（总胆固醇或LDL-C降低幅度更大）。不过如今的舞台中央早已不属于他们了，作为新一代他汀类药物的代表——阿托伐他汀和瑞舒伐他汀活性更强，作用更持久，因此早晨和夜间服药之间，药效并无差异。

③不良反应的监测：在开始他汀类降脂前，需化验肝脏转氨酶和肌酸激酶，了解基础值。服药的患者要注意自身的一些反应，有没有出现肌肉疼痛、不适、乏力，有没有解棕褐色小便，有以上情况者要立即抽血化验肌酸激酶。定期检查肝肾功能。

④复查血脂：调整剂量一般在服药6周左右，确保血脂平稳下降。因此，在服药1月后，可复查血脂，了解血脂是否达标。若已达标，可按原剂量继续服用；若尚未达标，则常需调整剂量，或考虑合用其他降脂药物。

（2）贝特类药物

①贝特类药物的不良反应少见，但少数患者的肝功能可发生损害，极少数可引起肌肉病变，表现为肌肉疼痛、肌肉抽搐、乏力等。因此，长期服用贝特类降脂药物治疗时，应定期复查肝功能及肌酸激酶水平，如有明显异常，应及时减少服药剂量或停药。

②此类药有增强抗凝剂（如肝素、低分子肝素或华法林等）药效及升高血糖的作用，若同时服抗凝药或降糖药时，应注意调整药物的剂量。

（3）烟酸类药物

①为了减少烟酸的不良反应，可从小剂量开始，以后逐渐增加至常用剂量；饭后服药，用餐时少喝菜汤，服药时少饮水；同时服小剂量阿司匹林有减轻潮红症状的作用。

②可选用烟酸的缓释片或控释片，使药物在肠道内缓慢被吸收入血，这样不良反应会明显减少。

③在服药过程中，应定期复查肝功能、血糖及尿酸等，有明显异常时应及时停药并就诊。

（4）胆酸螯合剂类药用药过程中应定期复查脂溶性维生素及体内镁、钙、铁、锌微量元素的浓度。

（5）普罗布考（丙丁酚）服药期间如出现肠道不适，应及时就诊，注意饮食健康，同时应定期监测心电图变化及血小板变化。

（6）注射前蛋白转化酶枯草溶菌素9（PCSK9）抑制剂时，如出现上呼吸道感染、流感、胃肠炎、鼻咽炎、肌痛等，或局部注射部位出现红斑、疼痛和淤青，要及时就诊。

长期服用降脂药物安全吗？

高脂血症如果没有及时得到治疗，给人带来的危害也是不可小看的，它可引起冠心病、糖尿病、猝死、心肌梗死等多种问题，所以，出现高脂血症后，一定要及时治疗。而服用降脂药又是治疗高脂血症比较常规的一种方法，不过是药三分毒，有人担心长期吃降脂药会形成依赖性，因此血脂指标下降后就自行见好就收停止了用药，这样的行为合理吗？

一般来说，降脂药的原理主要是通过控制脂肪在人体内的吸收率，降解血液内的脂肪，从而达到降脂的目的，里面是不含成瘾物质的，所以基本上是不会产生依赖性的。而且当达到一定效果后，是可以在医生的指导下调整用药的，所以大家不用过于担心降脂药会带来依赖性。当然少数患者也确实会出现肝脏转氨酶的升高，或者出现恶心、肌肉酸痛等肌肉组织损伤症状，但多是比较轻微的，停止使用后一段时间便会恢复正常。所以如果病情需要服用降脂药时，大家不要过于担心降脂药的副作用，因为如果你不用，血脂得不到控制，可能危害更大。最合理的方法是要听从医生的建议，在服用药物期间，定期检查一下血脂、肝功能、肌酶，了解自身的现状和药物控制的程度。

服用降脂药物疗程是多久？

降脂药需要服用多长时间，与降脂药的种类，以及治疗的疾病有关，不能一概而论。

甘油三酯大多跟饮食和生活习惯有关系，如果是单纯的高甘油三酯患者，在控制饮食的同时，若血脂没有降低到标准范围之内，可以开始加用降甘油三酯的药物，在临床上比如非诺贝特、阿昔莫司等，一般建议患者口服3个月之后复查血脂。对于降低低密度脂蛋白胆固醇的他汀类药物，在临床上往往不单单是为了降脂，也是为了防止动脉粥样硬化的发生，或者已经发生了动脉粥样硬化并达到临床疾病期，比如冠心病、脑血管病、外周血管疾病的患者就需要长期服用，没有疗程的限制。用药过程中应定期复查肝肾功能、肌酸激酶及血脂指标。大量的临床研究结果表明，只有长时间的降脂治疗才能获得明显的好处，而且降脂治疗时间越长，患者获得的好处也越大。所以，服用降脂药物其实并没有疗程的规定。达到降脂目标以后，只要没有明显的毒副作用，就要坚持长期服药维持疗效。

停用降脂药物后血脂会反弹吗？

要想知道停药后，血脂会不会反弹，首先要明白调脂药的作用机制，目前的调脂药，都只是针对某一个环节来纠正血脂异常，如影响脂质的吸收，抑制体内胆固醇的合成，或者促进体内脂质的分解代谢等，一旦停药，药物对体内血脂代谢异常的治疗作用消失，血脂肯定就会再次升高到原先水平，这便是所谓的停药后血脂反弹。所以为了始终有效地降低血脂，预防和治疗冠心病，应该坚持长期服用降脂药物。

长期服用降脂药物会使血脂降得过低吗？

很多患者担心长期服用降脂药物后，会不会把血脂降得太低，反而对身体不利。其实服用降脂药物1个月左右，产生最大降脂疗效后，保持原来的剂量并不会使血脂进一步降低，而是稳定维持已达到的最低的血脂水平，除非进食量明显减小或者有其他疾病的发生。因此不必担心长期服用降脂药物会使血脂不断下降而带来的危害。

降脂药物该如何选择？

在选择降脂药以前首先要了解病情，以确定有无继发性高胆固醇血症的可能，以及高胆固醇血症的程度，这些对于正确选用药物十分重要。有继发性高胆固醇血症的患者，要同时治疗原发疾病；轻度胆固醇升高的患者可用非药物治疗控制血脂，不一定要服药治疗；自身肝肾功能不全的患者要注意选用对肝脏、肾脏毒副作用反应小的药物；不愿意服药的患者最好选用每天一次服用的药物等等。如果是单纯性高胆固醇血症，一般首先选用他汀类药物。因为它具有疗效可靠、副作用少、用药次数少等优点。

目前市面上他汀类药物种类较多，已上市的药物第一代有洛伐他汀、辛伐他汀；第二代有普伐他汀、氟伐他汀；第三代有阿托伐他汀、瑞舒伐他汀及匹伐他汀。不同种类他汀药物常用口服剂量不同，不同厂家的同种他汀规格也各有差异，在更换服用他汀药物的种类和厂家的时候，一定要留意药品的规格和使用剂量。因为他汀类药物受食物影响小，进餐对药物发挥作用影响不大，且他汀类药物并无严重的胃肠不良反应，因此，只要做到定时定量，无论是进食前还是进食后服用均可。大部分他汀类药物最宜在晚上临睡前服用，因为胆固醇合成的高峰在午夜12时左右，睡前用药能让药物作用在午夜达峰，从而获得更好的降胆固醇效果。阿托伐他汀和瑞舒伐他汀因为半衰期较长，可以在一天的任何时间服用。如果错过了用药时间，应在记起时立即补用，若已接近下一次用药时间，则无须补用，切勿一次使用双倍剂量。

当然如果无法耐受他汀类药物，那么也可以在医生的帮助下选用烟酸类、胆酸螯合剂和胆固醇吸收抑制剂等其他降脂药物。

对于已接受最大耐受量他汀类药物治疗的动脉粥样硬化性心血管疾病患者，若其低密度脂蛋白胆固醇或非高密度脂蛋白胆固醇仍不能达标，推荐应用PCSK9抑制剂。除非患者不能耐受他汀类药物治疗，否则不建议单独应用PCSK9抑制剂。

甘油三酯升高的患者最好选用哪种降脂药物?

对于由明确病因（如糖尿病、药物、酗酒等）引起的继发性高甘油三酯血症，应首先针对病因进行治疗。大量研究证实，治疗性生活方式的调整对降低甘油三酯水平、控制其他危险因素（如高血压、高血糖等）、改善患者预后有相当肯定的益处，应作为所有高甘油三酯血症患者的基础治疗。

对于甘油三酯轻中度升高患者，低密度脂蛋白达标仍是主要目标。在低密度脂蛋白胆固醇达标基础上，进一步使甘油三酯<2.3mmol/L、高密度脂蛋白胆固醇>1.0mmol/L（男）、高密度脂蛋白胆固醇>1.3mmol/L（女）可使患者有更多的临床获益。对于甘油三酯严重升高（≥5.6mmol/L）者，应立即启动降脂药物治疗以预防急性胰腺炎。

他汀类药物虽然地位比较高，但其降低TG的作用相对较弱。贝特类、烟酸与ω-3脂肪酸对甘油三酯具有显著的降低作用，因此推荐用于以甘油三酯增高为主的血脂异常患者。

已有多项研究显示，贝特类药物具有显著的降低甘油三酯、减少心血管事件作用。FIELD研究证实，非诺贝特在2型糖尿病患者中有减少蛋白尿、延缓肾功能减退、减少视网膜病变激光治疗需求的微血管保护作用。

总胆固醇和甘油三酯都高时如何选用降脂药物?

混合型血脂异常是指总胆固醇和甘油三酯同时升高的血脂异常状态。如以总胆固醇、低密度脂蛋白胆固醇增高为主，可用他汀类药物；如以甘油三酯增高为主则用贝丁酸类药物；如三者均显著升高，可能联合用药治疗。目前已有的针对临床用药策略结果如下：

（1）他汀类药物合并烟酸　在这种治疗策略的临床试验中，他汀类药物治疗低密度脂蛋白胆固醇达标的患者，联合烟酸治疗并未显示出获益。并且，他汀类药物联合烟酸治疗显著增加了严重不良事件的发生。

（2）他汀类药物合并贝特类药物　对于多项他汀类药物联合贝特类药

物治疗临床试验的荟萃分析，显示贝特类药物能显著降低动脉粥样硬化性血脂异常患者的心血管风险。他汀类药物＋非诺贝特的用药策略显著改善混合型血脂异常患者的血脂谱，提升理想血脂达标率，联合使用长期随访安全性良好。

因此，结合混合型血脂异常治疗的专家共识推荐，对于有心血管疾病或者高危风险、2型糖尿病合并血脂异常人群，应在强化治疗性生活方式转变的基础上，在他汀类药物治疗LDL-C达标后，当甘油三酯仍>2.3mmol/L时，采用他汀类药物联合贝特类药物（首选非诺贝特）治疗，进一步降低患者心血管事件发生风险，改善预后及生活质量。当然联合用药期间要密切监测肝肾功能和肌酸激酶指标，延长服药间隔，科学合理降脂。

脂肪肝患者需要服用降脂药物吗？

并非所有脂肪肝患者的血脂都高。脂肪肝一般分为两大类，一类是酒精性脂肪肝，这类患者中只有少部分人可能出现血脂增高。另一类是非酒精性脂肪肝，其原因比较复杂，包括肥胖、糖尿病、高脂血、药物及遗传因素等，还有40%左右原因不明的脂肪肝。也就是说，即使在非酒精性脂肪肝患者中，也只有一部分人的血脂升高。显而易见，血脂不高的脂肪肝患者服用降血脂药，对治疗脂肪肝没有任何意义。

脂肪肝患者即使伴有高脂血症，也不要贸然使用降血脂药。这是因为，多数降血脂药可促使血液中的脂质集中到肝脏进行代谢，患了脂肪肝的肝脏原本就存在脂肪代谢障碍，对从血中突然来到的脂质更加难于处理，只能将其再度堆积在肝脏内，这无疑会加重脂肪肝。另外，医生们还观察到，长期滥用降血脂药者可发生门静脉炎、门静脉周围纤维化，甚至可促进脂肪肝向肝硬化发展。

伴有或不伴有高脂血的酒精性脂肪肝，治疗的最佳选择理应是戒酒，多数无须服用降血脂药。肥胖症引起的脂肪肝及糖尿病性脂肪肝伴有高脂血时，如无冠心病存在，主要应以控制饮食、增加运动量和治疗原发病为主。单纯性脂肪肝患者，只要认真做到戒酒（包括啤酒）、限制体重和改变不良生活方式，不用任何药物即可恢复正常。

肝功能不好的患者是否可以服用降脂药物？

现在临床上应用较多的降血脂药物有3类，他汀类主要用于降低胆固醇，贝特类和烟酸类主要用于降低甘油三酯。其中烟酸类药物对肝功能的影响比较小，肝功能异常者可以使用，但是有消化道溃疡的患者禁用此药。他汀类和贝特类降血脂药，都会对肝功能有影响，在使用前需要查肝功能，首先要弄清楚肝功能不好的原因和程度，如果仅仅是转氨酶轻度的升高，不是胆汁淤积性肝病和活动性肝病所致，且转氨酶在正常值的3倍以内（正常值上限为40单位/升），是可以使用的。初次服用他汀类与贝特类降血脂药的1个月内，应注意监测肝功能和肌酸激酶，如有过度升高，应考虑停药或换药。

如果患者有明确的肝脏疾病，如乙肝、肝硬化等，首选普伐他汀，因为这个药是水溶性的，不经肝脏代谢，对肝的影响小。使用其他药物时，要由医生根据肝功能的化验结果来决定治疗方案。

肾功能不全的患者是否可以服用降脂药物？

近年来，世界范围内慢性肾脏疾病的患者越来越多，尤其是患有轻到中度慢性肾病的人。对于肾功能不全的患者，选择经肝脏排泄比例较多的他汀类药物安全性会更好，如：阿托伐他汀、氟伐他汀及匹伐他汀等。肾功能不全患者应用他汀类药物需要根据肌酐清除率选择相关药物的剂量。

有学者研究了辛伐他汀在448例慢性肾功能不全患者（透析患者73例）中的安全性和有效性，包括透析前期、肾脏移植和接受透析的患者，发现应用他汀类药物降低胆固醇水平，肝功能受损和横纹肌溶解症的发生率没有增加。由于与无肾功能不全的患者相比，有肾功能不全的患者发生心血管事件的风险增加，目前的指南认为慢性肾脏疾病患者不管是否进行血液透析，均可安全地应用他汀类药物。不过对有潜在发生横纹肌溶解可能性的患者，应根据肾小球滤过率调整剂量，常规测定肌酐或肾小球滤过率。慢性肾脏疾病不是他汀类药物的禁忌证，如果无横纹肌溶解的证据，不必终止他汀类药物治疗。他汀类药物治疗期间肾功能变化时，不必更换他汀种类。慢性肾功能不全是他汀类药物肌损害的易感因素。根据辛伐他汀等他汀类药物的处方资料，轻中度肾功能不全的患者无须调整剂量，严重肾功能不全患者则要根据肌酐清除率调整剂量。

他汀类药物是否能引起肾损害？根据FDA AERs数据库，每100万他汀类药物处方肾功能衰竭报告率是0.3%~0.9%。大规模临床试验（CARE、LIPID和WOSCOPS）报道，他汀类治疗组与安慰剂组肾功能衰竭和其他肾病比例相近。目前没有发现美国FDA批准使用的剂量内他汀类药物可引起肾损害，包括急性肾功能衰竭、肾功能不全、蛋白尿、血尿、肾小球损害或功能不全及慢性肾功能不全疾病。一些研究还发现他汀类药物具有肾脏保护效果。

冠心病患者血脂不高，为何也要服用降脂药物？

众所周知，中国现在已经步入老龄化社会，心脏病尤其是冠心病的发病率是逐步提高。社会对冠心病的认知程度也在逐步提高。很多人开始在诊断冠心病后服用抗栓药物（如阿司匹林）和七七八八的中成药。但有一种药物的使用却被很多冠心病患者所忽视，那就是他汀类降脂药物。其中有很大一部分人是因为自己的血脂已经正常，就停用了他汀类药物。在他们的眼里，他汀类药物就是降血脂的，血脂正常为什么不能停药？其实，降血脂药不能随便停，就算血脂正常的冠心患者，也不能擅自停用他汀类药物。因为冠心病一般是指冠状动脉粥样硬化性心脏病，是给心脏自己供血的冠状动脉内壁形成了斑块。这些斑块的生成和长大都和胆固醇密切相关，可以说胆固醇就是建造粥样斑块的原材料，因此降低血液中的胆固醇可以抑制斑块的生长。但事情还没有那么简单。

冠心病家族中的头号杀手——心肌梗死，大家并不陌生。但很多人都认为心肌梗死就是粥样斑块慢慢长大，然后堵住血管造成。但事实上，绝大多数心肌梗死的发生不是因为斑块太大了，而是因为斑块破裂，诱发急性血栓，堵塞了冠脉。那斑块为什么会破裂？这里面的原因多种多样，但其中有两点很重要：粥样斑块中脂肪太多，斑块的部分就变成了馅大皮薄的饺子；粥样斑块有炎症反应，包裹斑块的血管内皮变得不稳定。

他汀类降脂药物除了降低血脂外，还有很多其他好处，比如改善血管内皮功能，稳定斑块，使斑块进展减慢或回缩，防止血栓形成；能使血管舒张，减少和减轻心绞痛发作。因此确诊冠心病后即使血脂不高，也要坚持长期服用降脂药物。

为什么不同人群降脂的目标值不同？

降脂治疗主要是根据个体动脉粥样硬化性心血管疾病危险程度，决定是否启动药物调脂治疗。

高危人群包括LDL-C≥4.9mmol/L（190mg/dl）和1.8mmol/L（70mg/dl）≤LDL-C<4.9mmol/L（190mg/dl）且年龄在40岁及以上的糖尿病患者。还有具有以下任意2项及以上危险因素者。这些危险因素包括：①收缩压≥160mmHg（1mmHg=0.133kPa）或舒张压≥100mmHg。②non-HDL-C≥5.2mmol/L（200mg/dl）。③HDL-C<1.0mmol/L（40mg/dl）。④体重指数（body mass index，BMI）≥28kg/m^2。⑤吸烟。

极高危人群包括急性冠状动脉综合征（acute coronary syndrome，ACS）、稳定性冠心病、血运重建术后、缺血性心肌病、缺血性卒中、短暂性脑缺血发作、外周动脉粥样硬化病等调脂治疗需设定目标值：极高危者LDL-C<1.8mmol/L（70mg/dl）；高危者LDL-C<2.6mmol/L（100mg/dl）；中危和低危者LDL-C<3.4mmol/L（130mg/dl）。

高脂血症患者开始用药以后多久要看医生？

首次服用调脂药物的患者应该在6周之内到医院复诊，复查血脂以及肝转氨酶（ALT、AST）和肌酸激酶（CK），如果达到治疗目标值且无药物不良反应，逐步改为每6~12个月复查1次。如血脂未达到标准且无药物不良反应者，每3个月监测1次。如治疗3~6个月后，血脂仍未达到目标值，则需调整调脂药剂量或种类，或联合应用不同作用机制的调脂药进行治疗。每当调整调脂药种类或剂量时，都应在治疗6周内复查。

降脂药物应用过程中要做哪些检查？

首先就是要随访复查血脂水平，看看用药后是否达到了血脂治疗目标值。如果达到了就继续原方案治疗，如果未达标则需要调整治疗方案。

其次由于降脂药物可能会引起肝功能损害、肌病、肾功能损害等不良反应，因此要定期随访复查肝转氨酶（ALT、AST）、肌酸激酶（CK）、尿素和肌酐。

老年人应用降脂药物要注意什么？

降脂药物应用于老年冠心病的一级预防和二级预防是一个长期的治疗过程，许多老年患者接受降脂治疗的同时需使用其他药物来治疗并存疾病，因此合理使用降脂药物，注意因药物的相互作用而引起的不良反应是临床医师必须关注的问题。

老年人要养成良好的生活方式，合理的饮食习惯与膳食结构，如低脂饮食、戒烟、行为矫正是治疗血脂异常和巩固疗效的综合措施。需要制定合理的运动处方，老年冠心病患者通过运动改善血脂水平后，可降低未来2年内心血管意外事件的发生。

老年人应用降脂药物要个体化，根据血脂水平和心血管病的危险分层确定初始剂量，然后根据治疗反应调整剂量。高龄患者大多有不同程度的肝肾功能减退，调脂药物剂量的选择需要个体化，起始剂量不宜太大，应根据治疗效果调整调脂药物剂量并严密监测肝肾功能和肌酸激酶。

要预防肌病的发生，肌病是降脂药物严重的不良反应，进一步发展可能导致横纹肌溶解症。由于老年人常存在不同程度的退行性关节、骨骼和肌肉病变，一旦出现肌无力、肌痛等症状有时难以与老年性骨、关节和肌肉疾病鉴别，需要复查血清肌酸激酶（CK），一旦肌酸激酶水平升高应密切观察，超过正常上限5倍应停药。

老年人在降脂治疗的同时还要注意纠正其他动脉粥样硬化的危险因素，如高血压、糖尿病或糖耐量异常、吸烟、超重或肥胖等，以全面防治动脉粥样硬化性心脑血管疾病。

高脂血症还有哪些治疗方法？

降低血脂的治疗是无捷径可行的。只有经过调整饮食、改善生活方式以及合理应用降脂药物，多管齐下，才能够把血脂控制在一个满意的水平。除了饮食和药物治疗降脂外，还有其他一些调脂治疗措施如外科手术治疗、透析疗法和基因治疗等等。外科手术治疗包括部分小肠切除和肝脏移植等，现已基本不用。基因治疗对单基因缺陷所致的家族性高胆固醇血症是一种有希望的治疗方法，但目前技术尚不成熟。透析疗法是一种通过血液体外转流而除去血中部分LDL-C的方法，能降低TC、LDL-C，但不能降低TG，也不能升高HDL-C。这种措施降低LDL-C的作用也只能维持1周左右，故需每周重复1次。每次费用昂贵，且是有创性治疗，甚至可能同时移出血液中的某些有益成分，因此不适用于一般的血脂异常治疗，仅用于极个别的对他汀类药物过敏或不能耐受者或罕见的纯合子家族性高胆固醇血症患者。

什么是血浆净化疗法？

高脂血症血浆净化疗法亦称血浆分离法，意指移去含有高浓度脂蛋白的血浆，也称之为血浆清除法或血浆置换。近年来发展起来了LDL-C去除法，其优点是特异性高，可使LDL-C水平降低55%~70%，副作用很少，不需补充血浆，所以耗资也少，但需每间隔7~14日进行一次，且需终身治疗。

LDL-C去除法已成为对于难治性高胆固醇血症者的最有效的治疗手段之一，可使血浆胆固醇水平降低到用药物无法达到的水平。不良反应包括低血压、腹痛、恶心、低钙血症、缺铁性贫血和过敏性反应，但随着科技与材料的发展，相关不良反应发生率已降低。LDL-C去除法治疗的适应证：

（1）冠心病患者经最大限度饮食和药物治疗后，血浆LDL-C>4.92mmol/L（190mg/dl）。

（2）无冠心病的30岁以上的男性和40岁以上的女性，经饮食和药物治疗后，血浆LDL-C>6.48mmol/L（250mg/dl）者，并在一级亲属中有早发性冠心病者，以及有一项或一项以上其他冠心病危险因素，包括血浆脂蛋白（a）>40mg/dl者。

（3）纯合子家族性高胆固醇血症患者，即使无冠心病，若同时有血浆纤维蛋白水平升高者。

此外，对于纯合子家族性高胆固醇血症患者，凡对降脂药物治疗反应差而血浆胆固醇水平又非常高者，均可考虑为采用该法的适应证。

血浆净化治疗的原理与尿毒症患者的血液透析方法相类似，可以在短时间内将血液中的脂质去掉。它虽然能有效地降低胆固醇，但每次治疗后的效果只能维持数天，而且所需费用太高，更需长期进行，经济上难以承受。所以，对于轻、中度高脂血症患者，不推荐采用此方法。

高脂血症可以进行手术治疗吗？

一般来说，高脂血症患者通过合理调整饮食、改善生活方式及严格的降脂药物治疗，血脂大都可以控制在一个满意的水平。但是对于那些用上述治疗效果不好的患者，或者由于种种原因无法服用降脂药物（如服药后出现严重不良反应等）的患者，还可考虑采用别的治疗方法。外科手术就是可以考虑的治疗手段之一。

不过，手术本身是个很复杂的操作过程，有一定风险，费用也很昂贵，并且由于破坏了正常的生理环境，也会导致腹泻等并发症和后遗症。因此，不到万不得已，谁也不想挨上一刀。由于目前已有强效的降脂药物，所以，已基本不再考虑采用手术方法来治疗高脂血症。

虽然对于高脂血症的患者，手术治疗不是首选的治疗手段，但是其降低血脂的效果也是比较肯定的。目前已经肯定的降低血脂有效的手术有部分回肠末端切除术、门腔静脉分流术和肝脏移植术。

（1）部分回肠末端切除术　1963年由美国明尼苏达大学医学院首先报道采用该手术方法治疗高胆固醇血症。该手术操作简单，将大约2m长的回肠末端切除。其降血浆胆固醇的原理也十分清楚，能起到口服消胆胺的类似效果，明显减少胆固醇从肠道吸收。

已证实部分回肠末端切除术治疗高脂血症具有良好的效果。但是，对于纯合子家族性高胆固醇血症（FH）其疗效欠佳。对于Ⅱa型高脂蛋白血症者（均为杂合子FH），术后可使血浆胆固醇浓度下降50%，伴有皮下和肌腱黄色瘤消退，冠状动脉造影也证实冠状动脉粥样斑块消退。为了更进一步证实该手术的效果和益处，美国在较大范围内进行了研究。该研究项目名称为外科手术控制高脂血症计划（POSCH）。这是一项随机、前瞻性二级干预试验，由美国国立心肺血液研究所组织实施。共收集患者838例，其中手术组421例，对照组417例，术后患者追踪至少7年。术后5年的追踪结果显示血浆总胆固醇（TC）浓度下降（24±1.2）%，LDL-C浓度下降（38±1.5）%，HDL-C浓度无变化。由此可见，部分回肠末端切除术的降脂效果显著，且伴有冠心病事件发生的危险性明显降低。

由于目前在临床上应用的降脂药物有良好的疗效，且不良反应发生极低，所以，已不再选择该手术用来治疗高胆固醇血症。

（2）肝脏移植术　已有报道采用肝脏移植治疗严重家族性高胆固醇血症（FH），其科学依据是：①FH患者体内缺乏LDL受体，LDL分解代谢受阻，而合成代谢增加。②某些药物虽能通过增加肝脏LDL受体活性使血浆胆固醇浓度降低，但纯合子FH患者体内LDL受体完全缺如，药物治疗一般是无效的。也就是说，体内存在一定数量的LDL受体是药物治疗的先决条件。③肝脏中LDL受体的数量为机体全部LDL受体的50%~70%，提示肝脏移植有可能为患者提供一半以上的LDL受体。

由于肝脏移植术后高胆固醇症仍然存在，还应同时给予洛伐他汀治疗，这可使TC再下降43%，LDL-C下降42%。在考虑采用肝脏移植术仅仅用于治疗FH时应该特别谨慎。只有当各种保守的治疗方法均无效时，才考虑采用肝脏移植。

什么是基因治疗，高脂血症可以进行基因治疗吗？

进入新世纪，最火爆的一个科学名词就是"基因"，而让各国科学家如痴如醉，全力投入这项研究的最终目的就是为了实现疾病的基因治疗。许多科学家预言，21世纪将是基因的世纪，直接用基因来治疗疾病将给人类医疗保健事业带来革命性的变化。下面就简单谈一谈这个令世人瞩目的科学研究方向以及基因治疗高脂血症的应用前景。

基因治疗，顾名思义，就是采用高科技的方法，改变人体原有的致病基因，使疾病消除。高脂血症的发生和发展受多种基因调控，内科治疗几乎伴随终生，且费用昂贵。而外科治疗有风险，不易接受。基因治疗则为心血管疾病的治疗提供了新思路、新方法。遗传性纯合子家族性高胆固醇血症是高脂血症的一种，其患者体内缺乏低密度脂蛋白受体，药物治疗效果不好。我们通过给患者体内输入低密度脂蛋白受体基因，从而使其肝脏内表达出低密度脂蛋白受体，就可以从根本上治疗这种疾病，这无疑是一种令人期盼的治疗手段。

然而，基因治疗仍处于探索阶段，还很不成熟。即使科学的发展已使基因治疗技术十分成熟了，预计基因治疗也只能治疗少数特殊的高脂血症患者。大多数高脂血症患者还必须采用饮食控制加降脂药物的方法。

肝脏移植治疗纯合子家族性高胆固醇血症（FH）的成功证实了一个重要的原理：选择性使LDL受体在肝脏中表达重现可使FH者伴随的血脂异常得到改善。同理，采用体基因转移的方法，使重建的LDL受体在患者肝细胞上表达，可达到同样的效果。

离体基因治疗亦称间接法，是将患者的某种组织或细胞（如成纤维细胞、骨髓、肝细胞、外周血干细胞，甚至肿瘤细胞）取出体外，在短期培养的条件下转入目的基因，还可进行筛选和富集含有外源基因的细胞，然后再回输到患者体内。

由于逆转录病毒载体只能转染增殖细胞而不能转染非增殖的细胞，所以近年来人们发现腺病毒可能是更为理想的载体。因为腺病毒载体可转染非生长期的肝细胞，这样可避免进行肝切除术或静脉注射四氯化碳损伤肝细胞。已报道在兔身上静脉注射含有LDL受体cDNA的重组腺病毒6天后，血浆胆固醇水平下降75%，伴随有HDL-C和Apo A1升高3~4倍。

应建立更有效的临床实用方法，即直接将LDL受体基因输入患者肝脏，使肝脏能表达出所需要的功能蛋白质即LDL受体。这种体内基因治疗方法又称直接法，是一种很有希望的基因治疗方法。

针灸治疗高脂血症有效吗？

高脂血症是一种多因素引起的复杂的代谢紊乱，从中医理论上来说这是脏腑功能失调的表现。无论从理论上，或者动物实验，还是临床实践均证实应用针灸疗法同样可有效地降低血脂。

针灸降血脂的作用机制目前意见尚不一致，可能的机制有：①调整了内分泌系统的功能；②经由体表通过神经体液等途径传入相关的脏器而发挥治疗作用；③通过特定的穴位，影响肝脏对胆固醇的合成；④影响肠道对胆固醇的吸收和排泄；⑤通过降低胰岛素的分泌，进而减少内源性甘油三酯的合成。

针灸治疗高脂血症以健脾化湿、疏肝利胆为主要治疗原则，有降脂作用的经穴有30余个，常用穴位有内关、间使、神门、合谷、曲池、通里、乳根、足三里、三阴交、阳陵泉、丰隆、心俞、肺俞、厥阴俞、膻中、中脘、鸠尾、公孙、太冲、太白等，其中最常用的有足三里、三阴交、内关、曲池、丰隆、太白等穴，针灸的手法有平补平泻手法及子午流注针法等，总有效率达80%以上。其针法为上下左右交叉选穴配穴，每次选取3~4穴，留针15~20分钟，疗程为1个月。

耳穴疗法、指压疗法、按摩疗法、足疗法和呼吸操对高脂血症的治疗效果如何？

（1）耳穴疗法　耳穴疗法是利用每一耳穴与人体经络的相应关系，促进和加强经络系统的功能，推动气血的运行，从而疏通经络，祛邪扶正，调整脏腑功能，增强机体的抗病能力，进而达到防治疾病的目的。高脂血症患者同样可以通过耳穴疗法来达到降脂的效果。具体疗法有：①耳穴压籽疗法：取穴神门、内分泌、皮质下、肾上腺、心、脑点、肝、胆，用王不留行籽或磁珠贴压耳穴，每日多次按压，三餐后及晚睡前重点按压，直至有酸麻胀痛感为度；贴压4天为1次，10次为1个疗程。②耳穴磁疗法：取穴胰、胆、胃、小肠、三焦、前列腺，用磁棒点揉以上诸穴1~3分钟，用双磁棒对置点压胰、胆、小肠、前列腺各穴1分钟，每日3~5次，1周为1个疗程。

（2）指压疗法　指压疗法是用手指或掌中型指压棒、便携型指压棒等按压人体腧穴部位，以刺激经络、脏腑，达到防治相关疾病的一种外治疗法。中医学认为，高脂血症是血中之"痰浊"，痰浊之血为污秽之血，其临证表现为血脉不畅、气滞血瘀、痰阻脉络等经络气血运行失常。运用指压疗法，刺激机体体表一定穴位发挥相应经络的作用，可促使血脉畅通、血脂降低。

关于指压疗法降脂的机制，有人认为指压可反射性引起局部血液循环加速，从而输入营养物质及输出代谢产物，使局部血液供应良好，并可调节血管舒缩功能，进而调整呼吸、循环、消化、泌尿、生殖、内分泌、运动、神经等各系统的功能，从而引起全身血液循环的改变；有人认为指压疗法可能调整了内分泌系统及多种酶和激素的功能，或由体表通过神经体液等途径传入相应的脏器而发挥作用；也有人认为指压所选用的特定穴位可影响肝脏对胆固醇的合成，或影响肠道对胆固醇的吸收和排泄，或通过降低胰岛素的分泌，而减少内源性甘油三酯的合成等。

指压疗法的常用穴位有列缺、太渊、合谷、曲池、手三里、四白、地仓、颊车、下关、天枢、足三里、上巨虚、丰隆、内庭、公孙、三阴交、血海、肺俞、心俞、肝俞、脾俞、胃俞、肾俞、大肠俞、昆仑、涌泉、内关、外关、风池、环跳、太冲、百会、膻中、太阳等，常用手法有切压法、揉压法、扪压法、捏压法、点冲法。进行指压疗法应辨证施治，每次选3~5穴，长期坚持，一般以20次为1个疗程，治疗观察2~3个疗程；施治时应避免患者精神紧张、过劳、过饱、过饥等情况，室内环境温度维持在20℃左右；施术时要用力均匀，由轻至重、由缓至快、循序渐进，最后以轻压徐徐放松，对老年人及体弱体虚者手法要轻柔，以患者能接受为宜；此外还应选择适当的体位，以利于正确取穴及施术，防止晕厥等意外情况发生。

（3）按摩疗法 按摩疗法又称推拿。按摩可促进人体热能的消耗，按摩腹部还可加大能量消耗，促进肠蠕动，增加排便次数，减少肠道对营养的吸收，使多余的食物营养及时从肠道排出。同时，按摩可以促进新陈代谢，使多余的脂肪转化为热量被消耗掉，从而减少局部脂肪的堆积，特别是皮下脂肪的堆积，加快脂肪的代谢和吸收，对消化系统、内分泌系统、神经体液系统以及糖代谢等均有双向调节作用。此外，脂肪组织间隙的血管很少，按摩也能促进毛细血管的再生，消除脂肪中的水分，加速脂肪组织的"液化"及利用。按摩手法以推、拿为主，可以进行面颈部、胸背部、腹部、臀部以及四肢等部位的局部按摩以减少脂肪的堆积，增加脂肪的消耗；也可以进行全身的循经按摩、穴位按摩以促进新陈代谢，促使多余的脂肪转化为热能而被消耗，进而达到降低血脂的目的。

按摩治疗高脂血症时间的长短，应当根据患者的具体情况而定，一般情况下每次按摩在20~30分钟为宜，每日1~2次；体质好者1个月为1个疗程，采用穴位强刺激法，以泻为主；体质虚者1.5个月为1个疗程，穴位刺激适中，采用平补平泻手法。在日常家庭生活中比较简单易行的一种按摩方法是揉腹法。在早上起床前或晚上睡觉前，平卧在床上，右手在下，左手在上，绕脐周顺时针稍用力揉60次，再左手在下，右手在上，绕脐周逆时针稍用力揉60次；顺时针时由中间向外至整个腹部，逆时针时再由外向中间揉；一般坚持2个月可见到明显的效果。

（4）足疗法　足疗法又称泡脚疗法，它有着悠久的历史和丰富的内容，是中医治疗学中的一种古老又有效的外治疗法。中医学认为："足乃六经之根"，中药泡脚就是根据中医学辨治原则，选择适当的药物，用水煎取汁液后浸泡双脚，通过药物对足部穴位经络的刺激渗透作用，来达到治疗疾病的目的。中医学认为，人体是一个统一的整体，人体的脏腑、器官、四肢、百骸相互依存、相互制约和相互关联。脚是人体的一个重要组成部分，全身的疾病可以影响到脚，而脚的病变也会影响到全身，并引发相应的疾病。热水浸泡双脚，具有促进气血运行、温煦脏腑、通经活络的作用，从而起到调节内脏器官功能、促进全身血液循环、改善毛细血管的通畅、改善全身组织的营养状况、加强机体新陈代谢的作用。

此外，中医理论还认为，人体是由经络连通，而脚底是各经络的集中点，即足底反射区，连通着人体的五脏六腑。中药泡脚是利用内病外治的原理，将中草药的有效成分通过水煮使之溶入水中，再通过水与脚接触，以及水的压力和水的溶解度，再循经络将药力通达内脏而起到治病健身的目的，尤其对于冠心病、动脉硬化等气滞血瘀、微循环障碍的患者有着明显的疗效。

现代中医学研究还表明，泡脚疗法可以通过增加血管尤其是侧支微血管的数量促进血液循环、软化血管、增进血管弹性、强化心脏的效率、增加体力与耐力、减少血液凝结、控制体重、降低血压、加强新陈代谢等各种途径，调整人体的功能状态，提高免疫调节能力，进而达到治病健身的目的。因此，根据中医辨证分型恰当选用验方进行足疗，同样可以起到降低血脂、预防动脉硬化的作用，例如五味桑椹水（桑椹、丹参、泽泻、生山楂、怀山药），山楂大黄水（生山楂、泽泻、大黄、鲜白萝卜、鲜橘叶），桑枝桑叶水（桑枝、桑叶、茺蔚子），大黄水，钩藤水，牛膝水（牛膝、钩藤），芥末水，红花麻黄水（红花、麻黄、桂枝、泽兰），木防己水（木防己、宣木瓜、车前草），大腹皮水（大腹皮、茯苓皮、广陈皮、附片、桂枝），党参黄芪水（党参、黄芪、白术、茯苓），桃仁红花水（紫丹参、桃仁、红花、麻黄、细辛、川芎），菟丝子水（菟丝子、补骨脂、锁阳、附片）等。泡脚时应忌空腹、饱餐、当风、水温过高、用力擦皮肤等，而且泡脚疗法的作用有限，应与其他疗法相互配合以提高疗效。

（5）呼吸操　呼吸操对高脂血症患者来说也是一种有效的降低血脂水平的非药物治疗手段，与按摩结合，具有去脂、减肥、降压等作用，坚持每天练习，有助于高脂血症的治疗。练习时，患者坐于能够使膝关节弯曲成90°的凳子上，双足着地，双膝分开与肩同宽，双肘放膝上，右手握拳，左手抱右拳，上身略微前倾，低头，额头轻放拳心，微闭眼，全身放松；思想意识、精神完全进入松静状态，想象自己最愉快的事情，面部微带笑容，进入心静神怡的状态；慢慢地，思想集中到呼吸上；先随意吸口气到腹部，再用嘴细小、缓慢、均匀地吐出，全身随之放松，感觉腹部变得松软；接着再用鼻细、慢、匀地呼出，全身随之放松，感觉小腹四周有饱满感；停止吸气2秒钟再呼吸一下，立即将气徐徐吐出；整个过程胸部要求没有起伏；持续反复这些动作15分钟；结束后不睁眼，抬双手在胸前相搓10余次，再用双手十指自前向后梳头10余次，然后再睁眼、握拳、上举伸腰并深吸一口气，徐徐呼出，随后将双手松开放下。

为何说"良好的心态是防治高脂血症的基础"？

人在生活、学习、工作、防病、治病等所有的活动中，都受两大因素的影响：生理状态——健康状况；心理状态——内心平衡状况。前者是指身体组织、器官、系统的功能健全与否；后者是指指挥、调动、调整、应用这些组织、器官、系统的能力与水平如何。

世界卫生组织（WHO）的医学专家于1992年在维多利亚研讨21世纪人类健康问题时，发表了著名的《维多利亚宣言》，提出了人类健康的四大基石：合理膳食、适量运动、戒烟限酒、心理平衡。这是现代人类健康文明生活的准则，也是人类防病治病的准则，更是人类健康长寿的指导原则。

良好的心态就是指心理平衡，可以防病治病、维护健康，调动一切身体内因，积极协调工作，维持动态平衡。其中当然也包括了对血脂的调节与平衡。因此说，良好的心态是防治高脂血症的基础。

有人认为发胖是福而不遗余力地追求"发福"，将超重、发胖视为"心宽体胖"，对大腹便便称之为"将军肚"，其实这是一种不正常的心态——不能正确对待肥胖所带来的危害；而另一类人又走向另一个极端，千方百计要减肥，追求"骨感美"，拒绝肉类、淀粉食品，他们完全不懂得脂肪对人体健康的重要性和必要性——大脑的正常活动离不开脂肪，身体的体温维持更不能缺少脂肪。

因此，我们要以正确的心态来对待脂肪。我们必须要知道，内源性脂质的产生要由外源性脂质的供给，否则就是"无米之炊"；肥胖症、高脂血症患者要限制脂肪类食物的摄入，保持血脂的平衡。

高脂血症心理治疗方法有哪些？

高脂血症患者应当拥有如下的良好心态：①知人者智，自知者明——应该清楚自己的病情，不能盲目悲观，也不要过分自信；②不以物喜，不以己悲——对待疾病，自然要重视，但不能事事以疾病为念；③要有信心和毅力——和疾病斗争的同时，要有坚定的信心和顽强的毅力。

在实际治疗过程中，针对不同类型的高脂血症患者，可以采取不同的心理治疗方式进行心理干预。譬如：①说理开导法：又叫语言开导治疗和行为诱导治疗，是对高血脂患者最基本也是最常用的心理疗法。医生在给患者诊疗疾病过程中，要用语言和行为影响患者的心理，使其不正常的心理得以调整；②转移注意法：又叫转移注意式的心理治疗，要把患者的注意力从疾病本身转移到其他方面，以减轻病情或促使疾病痊愈；③情志相胜法：又叫以情胜情治疗，运用五行相生相克的原理，用人为的情志刺激影响患者，使其不正常的心理活动恢复；④静志安神法：又叫定心定志治疗，以强调精神内守为核心，使其神志保持安宁；⑤怡悦开怀法：又叫想象畅怀治疗，通过言语诱导使患者精神振奋、心情舒畅，树立战胜疾病的信心。

中年人世界观已经成熟，情绪较稳定，对现实具有评价和判断的能力，对挫折的承受能力较强。对中年患者的心理治疗，一定要运用成人对成人的人际关系模式，尊重患者的各种权利。在任何时候，都不应把患者置于被动的、像孩子一样的、不能自主的角色中。或只因为自己是医务工作者，便在患者面前表现得无所不知，认为自己总比患者知道得多，总能为患者做最好的选择。其实，疾病的真正体验者是患者，从某种意义上说，他们才是权威。评价心理调护的标准不是看做了哪些工作，而是看工作对患者的效果，即患者在认识上、情感上、行为上所发生的变化。医务工作者的责任是客观地、实事求是地提供关于各种选择的信息，使患者在知情的基础上作出最佳的选择。劝导他们真正接纳疾病，并认真对待，使他们认识到治疗疾病是当务之急，身体恢复健康是家庭和事业的根本。在日常交谈中，可有意识地给他们介绍一些不耐心治疗而使疾病长期迁延的实例，引起他们对高脂血症的重视。

进入老年期，无论高脂血症伴有或不伴有其他相关疾病，老年人的心理活动与青少年比较，存在着明显的差异，主要表现在以下几个方面。

（1）老年人一般都希望自己健康长寿，也不希望别人说自己衰老。所以老年人往往在身体衰老的同时，自己又不服老。

（2）老年人多能意识到自己已是日薄西山，面对死亡总有一定的恐惧心理。

（3）老年人由于希望得到社会的尊重，所以他们很在意别人对他们的看法。

（4）老年人最怕丧失生活自理能力而依靠别人伺候，从而招来别人的嫌弃。

因此，医务人员应多做开导工作，允许他们有足够的时间倾诉情感，以积极聆听与接受的态度表达对老年人的尊敬。使他们能以积极的、乐观的态度参与活动，从事有益于社会、有益于健康的事。还应该帮助老年人建立现实的生活目标。对于患有高脂血症的老年患者，最为重要的是告诉他们高脂血症的患病原因及其可以导致心绞痛、心肌梗死、中风、半身不遂等严重后果，引起他们的重视，同时也要告知各种各样的行之有效的治疗方法，解除他们对疾病的恐惧。

另外，对于老年高脂血症患者不仅要劝说他去积极治疗，而且应该安慰他，告诉患者只要能够坚持服药，注意饮食调理，再配合适当的运动，疾病会逐渐好转，以解除患者过重的心理负担。

糖尿病患者降脂治疗需注意什么？

血脂异常是糖尿病患者群的常见并发症以及心血管病的主要危险因素，必须进行治疗。临床试验已经证明调脂治疗可以显著降低糖尿病患者发生心血管事件的风险。

（1）非药物治疗措施　包括饮食和其他治疗性生活方式的调节，用于预防血脂代谢紊乱，也是血脂异常治疗的基础。

①饮食调节：其目的是保持合适的体重，降低过高的血脂水平，改变其他不健康的饮食结构，如限制食盐量。可采用的方式有：控制摄入总热量，特别强调减少脂肪，尤其胆固醇和饱和脂肪酸的摄入量。食物多样、谷类为主是平衡膳食模式的重要特征。要求每日膳食应包括谷薯类、蔬菜水果类、畜、禽、鱼、蛋、奶类、大豆坚果类等食物。平均每天摄入12种以上食物，每周25种以上；蔬菜水果是平衡膳食的重要组成部分。奶类富

含钙，大豆富含优质蛋白质。餐餐有蔬菜，保证每天摄入300~500g蔬菜，深色蔬菜应占1/2。天天吃水果，保证每天摄入200~350g新鲜水果，果汁不能代替鲜果。吃各种各样的奶制品，相当于每天液态奶300g；鱼、禽、蛋和瘦肉摄入要适量。每周食用鱼类280~525g，畜禽肉280~525g，蛋类280~350g，平均每天摄入总量120~200g。优先选择鱼和禽。吃鸡蛋不弃蛋黄；培养清淡饮食习惯，少吃高盐和油炸食品。成人每天食盐不超过6g；建议每天摄入胆固醇少于300mg，尤其是ASCVD等高危患者，摄入脂肪不应超过总能量的20%~30%。脂肪摄入应优先选择富含 ω–3多不饱和脂肪酸的食物（如深海鱼、鱼油、植物油）。每天反式脂肪酸摄入量不超过2g。控制添加糖的摄入量，每天摄入不超过50g，最好控制在25g以下。足量饮水，成年人每天7~8杯（1500~1700ml），提倡饮用白开水和茶水；不喝或少喝含糖饮料。儿童、少年、孕妇、乳母不应饮酒。成人如饮酒，每日饮用酒的酒精量，男性不超过25g，女性不超过15g。

②其他非药物治疗措施：包括运动锻炼和戒烟。各年龄段人群都应天天运动、维持健康体重（BMI：$20.0~23.9kg/m^2$）。控制总能量摄入，保持能量平衡。坚持日常身体活动，坚持规律的中等强度代谢运动，建议每周5~7天、每次30分钟（ASCVD患者应先进行运动负荷试验，充分评估安全性）。主动运动最好每天步行6000步。减少久坐时间，每小时起来动一动。

（2）药物治疗措施　适用于治疗性生活方式干预后疗效不满意者，冠心病发病危险较高或已有冠心病者。

①LDL-C作为首要治疗目标：现有证据表明，要达到防治缺血性心脑血管疾病的目的，首先要考虑降低LDL-C。LDL-C目标水平依心血管疾病危险程度而定：a.糖尿病伴心血管病患者为极高危状态。对此类患者不论基线LDL-C水平如何，均提倡采用他汀类药物治疗，将LDL-C降至1.8mmol/L（70mg/dl）以下或较基线状态降低30%~40%。b.大多数糖尿病患者即使无明确的冠心病，也应视为高危状态。流行病学研究和临床试验显示，这些患者发生心血管事件的危险大致相当于有确立心血管病而无糖尿病者。这两类患者均得益于降LDL-C治疗，治疗目标为LDL-

C<2.6mmol/L（100mg/dl）。治疗首选他汀类药物。c.无心血管病的糖尿病患者其基线LDL-C<2.6mmol/L（100mg/dl）时，是否启用降LDL-C药必须结合临床判断。他汀类药物治疗在糖尿病患者的心血管病二级预防中的作用十分明确。LDL-C明显升高者他汀类药物是首选治疗。LDL-C轻、中度升高的糖尿病患者群的临床研究也显示出他汀类药物可以显著降低包括非致死性心肌梗死或冠心病死亡的主要冠心病事件的发生率。在高危或中高危患者使用降LDL-C药物时，建议治疗强度应达到LDL-C水平降低30%~40%。他汀类药物使用有禁忌者可用胆酸隔置剂或胆固醇吸收抑制剂。

②高甘油三酯血症作为治疗目标：血清TG水平临界升高在1.70~2.25mmol/L（150~199mg/dl）时，治疗措施是：非药物治疗，包括治疗性饮食、减轻体重、减少饮酒、戒烈性酒等。如血清TG水平在2.26~5.65mmol/L（200~499mg/dl）时，可应用贝特类药物。贝特类药物的临床试验HHS、DAIS、FIELD均证明其能改善糖尿病患者的血脂状况，防止粥样硬化的发生与发展。降低TG还有另外的作用：a.降低TG纠正脂毒性可减轻机体的胰岛素抵抗和保护胰岛素β细胞功能，这两点都有益于阻止糖耐量恶化。b.在TG≥5.65mmol/L（500mg/dl）者易反复发生胰腺炎，不仅会使糖尿病恶化，还可能因胰腺炎的并发症危及生命，此时应首先考虑使用贝特类药物迅速降低TG水平。

③低高密度脂蛋白胆固醇血症作为治疗目标：HDL-C低于1.04mmol/L（40mg/dl）是冠心病的独立预测因素。HDL-C低的患者如果LDL-C水平较高，治疗的首要目标是LDL-C。LDL-C达标后，当有高甘油三酯血症时，下一个目标是纠正低HDL-C。低HDL-C与胰岛素抵抗密切相关，因此能改善机体胰岛素敏感性的TLC（如改善生活方式治疗）和药物（如胰岛素增敏剂）都有助于提高血HDL-C水平。使HDL-C≥1.04mmol/L（40mg/dl）应作为已有心血管疾病或尚无心血管疾病但已是高危患者的治疗目标。TLC包括戒烟、减轻体重、减少饱和脂肪和胆固醇摄入和增加不饱和脂肪摄入、规律运动，有助于升高HDL-C。TLC未能达标时加用药物治疗，选用贝特类或烟酸类。VA-HIT研究证明，对于HDL-C低、LDL-C不甚高的患者，

给予贝特类药物治疗有益，对此类患者推荐用贝特类药物。烟酸缓释制剂能较好地升高HDL–C，可视情况选用。

什么是代谢综合征?

代谢综合征是指人体的蛋白质、脂肪、糖类化合物等物质发生代谢紊乱，在临床上出现一系列综合征，即称代谢综合征。例如糖代谢紊乱时就出现糖耐量减低，导致糖尿病；脂肪代谢障碍时出现高脂血症、脂肪肝、肥胖症、高血液黏度等；蛋白质代谢障碍，出现高尿酸血症（痛风）等；并可由以上三大代谢障碍而出现许多并发症，如高血压、动脉硬化、冠心病、脑中风等。也可概括为"八高症"，即：高血糖，高血脂，高血压，高血液黏度，高尿酸血症，高脂肪肝，高胰岛素血症（因为胰岛素抵抗，致胰岛素过度分泌，引起的继发性高胰岛素血症），高体重（肥胖症）。

1988年，美国人Peaven根据上述一系列代谢异常现象，统一将其命名为代谢综合征。2002年美国胆固醇教育计划成人治疗组第三次指南（NCEP–ATPⅢ）提出，具备下列3条或以上者，可诊断为代谢综合征：①中心性肥胖，男性腰围>120cm，女性>88cm；②甘油三酯（TG）≥1.69mmol/L（≥150mg/dl）；③高密度脂蛋白胆固醇（HDL–C），男性<1.04mmol/L（<40mmol/dl），女性<1.29mmol/L（<50mg/dl）；④血压≥130/85mmHg；⑤空腹血糖≥6.1mmol/L（≥110mg/L）。

近年来，代谢综合征发生在白领中年人为多。当前社会上有些技术骨干、领导干部，由于经常承担着高强度、超负荷的工作量，因而患代谢综合征者也相对较多。有的可能仅有检验异常，症状尚不明显，但此征可能已"潜伏"在身了。

代谢综合征除上述检查变化外，其可能出现的症状为：头晕、头痛、容易疲劳、失眠、便秘、消化不良、易饥、口渴、尿多、小关节痛、皮肤瘙痒、阳痿、肢体发麻、心律不齐、易感冒、注意力难集中等。

代谢综合征患者如何降脂治疗?

防治代谢综合征的主要目标是预防临床心血管病以及2型糖尿病的发病,对已有心血管疾病者则要预防心血管事件再发。积极持久的生活方式治疗是达到上述目标的重要措施。原则上应先启动生活方式治疗,如不够,再用针对个别危险因素异常的药物治疗。

代谢综合征时调脂的目标是较为一致的,即TG<1.70mmol/L(150mg/dl)、HDL–C≥1.04mmol/L(40mg/dl)。具体如下:

(1)基本危险因素的治疗 长期预防心血管病与防治糖尿病。①腹部肥胖:通过生活方式改变使体力活动增加和限制摄入饮食的热量,使体重在1年内减轻7%~10%,争取达到体重指数和腰围正常化。②体力活动:推荐规则的中等强度体力活动。每周5~7天有每天30~60分钟步行以上轻或中等强度运动。对有心血管病者,在做危险评估和运动试验后指导其运动量。③控制饮食:推荐饮食中饱和脂肪<7%总热量,胆固醇<200mg/d,总脂肪占25%~35%总热量。饮食调整中除热量摄入限制外,要多食全谷类及纤维素食品。根据标准体重及平时体力活动情况将热量摄取限制在一定范围内。保持饮食中的糖类化合物(55%~65%)、脂肪(20%~30%)、蛋白质(15%左右)的合理比例。对于TG水平特别高者应将糖类化合物的比例进一步减少,增加蛋白质的比例。

(2)血脂异常的治疗 按危险程度和血脂异常的类型决定治疗目标和措施。①低度危险:坚持TLC(改变生活方式治疗)。如仍LDL–C≥4.92mmol/L(190mg/dl),加用药物治疗;LDL–C 4.14~4.92mmol/L(160~189mg/dl)者,根据临床考虑是否加用药物治疗。治疗目标为LDL–C<4.14mol/L(160mg/dl)。②中度危险:基线LDL–C≥3.37mmol/L(130mg/dl)者给予TLC,必要时加用药物治疗;如LDL–C≥4.14mmol/L(160mg/dl),TLC同时加用药物治疗。基线LDL–C 2.6~3.34mmol/L(100~129mg/dl)而主要危险因素控制不好者,可考虑启用降脂治疗。治疗目标为<3.37mmol/L(130mg/dl)。③高危患者:TLC加降LDL–C药物。基线LDL–C≥2.6mmol/L(100mg/dl)者

即用降脂药物；已治疗而LDL-C仍≥2.6mmol/L（100mg/dl）者，加强降LDL-C治疗。基线LDL-C<2.6mmol/L（100mg/dl）者，按临床判断用药。治疗目标为<2.6mmoL（100mg/dl），如属于极高危，治疗目标为<1.8mmol/L（70mg/dl）。④非HDL-C升高者：对高危患者，或是积极降脂并使LDL-C已达标，但non-HDL-C仍高者，加用贝特类（非诺贝特优先）或烟酸。如TG≥5.65mmol/L（500mg/dl）应及早启用贝特类或烟酸治疗。⑤HDL-C低者：强化TLC，减低体重，增加体力活动。

（3）高血压的治疗　血压≥140/90mmHg的非糖尿病患者，用降压药使血压达到140/90mmHg以下；血压≥130/80mmHg的糖尿病患者用降压药使血压达到130/80mmHg以下。在降压治疗的同时要强调TLC的重要性。

（4）高血糖的治疗　对血糖调节异常者，可采取饮食控制、增加体力活动、减低体重，使血糖恢复正常；已有糖尿病者，在生活方式的干预下，加用降糖药物，使糖化血红蛋白（HbAlc）<6.5%。在此，可以考虑合理应用改善胰岛素敏感性利于调脂的药物如：①噻唑烷二酮类药：该类药物可激活细胞内过氧化酶增殖体激活体-（PPAR-），从而促进细胞内胰岛素受体底物活性而增加胰岛素敏感性，减少肝糖异生和肝糖输出。其次，能够通过增加葡萄糖转运体4和1的作用而改善骨骼肌和脂肪组织对胰岛素介导的葡萄糖摄取和利用。研究证实该类药物能降低游离脂肪酸、LDL-C、TC，增大LDL体积，升高HDL-C。②二甲双胍：能抑制葡萄糖吸收，减少肝糖原异生和输出，还有降低游离脂肪酸、LDL-C、TG，升高HDL-C的作用，此外，尚可显著降低体重。

（5）抗血小板治疗　高危患者启用低剂量阿司匹林，已有粥样硬化心血管病而对阿司匹林禁忌者用氯吡格雷。中度高危者考虑低剂量阿司匹林预防。

心肌梗死和心绞痛患者降脂治疗需要注意什么？

心肌梗死是临床上最危重的病症之一，绝大多数是由于专门供应心脏本身营养和氧的血管——冠状动脉内形成的粥样硬化斑块破裂、出血和血栓形成，使原已狭窄的冠状动脉突然闭塞、血流中断，心肌因严重而持久性的缺血缺氧，导致心肌坏死。患者可产生剧烈胸痛、出冷汗、心律失常、低血压、休克、心力衰竭，甚至猝死。它是冠心病的严重类型，若不积极抢救治疗，病死率极高。近十多年由于医学的进步，建立冠心病监护病房，积极开展溶血栓治疗，使其病死率已从30%以上下降至10%以下。与此同时，心肌梗死劫后余生的患者越来越多，如何预防再次梗死已成为广大患者和医生共同关心的问题。

众所周知，血中胆固醇过高是导致冠心病的最重要危险因子之一。最新医学研究认为，不仅血清胆固醇增高（>6.21mmol/L，即>240mg/dl）需要积极治疗，即使胆固醇处于正常水平的心肌梗死患者，也应适当降低胆固醇，这对减少再次梗死和冠心病突发事件同样有利。要降低血清胆固醇首先应控制饮食，体重过胖者应减肥，少吃富含胆固醇的食物如蛋黄、肥肉、动物内脏、鱿鱼，等等。在此基础上若血清胆固醇仍然超过5.2mmol/L（200mg/dl），可适当应用调脂药物，如普伐他丁、辛伐他丁等，最好能将胆固醇降至4.13~4.66mmol/L（160~180mg/dl），并持之以恒，这样必将大大减少再次发生梗死的危险性。

2005年11月15日召开的"美国心脏协会（American Heart Association，AHA）"学术大会上公布了人们期盼的高危人群强化降脂的一项重要试验IDEAL（强化降脂进一步减少临床终点试验）的结果，研究结果证明LDL-C降得越低越好。冠心病患者不但要早用药，还要强化降脂。同时冠心病高危患者强化降脂，一定要对人群分类，什么是强化降脂、目标人群是什么、剂量是多少、安全性怎么样，等等，这些一定要明确。

第一，强化降脂人群一定要是高危人群。那么，什么是高危人群呢？首先，是有冠心病和冠心病等危症的患者，如临床诊断心肌梗死的，做过搭桥、支架、介入治疗的患者；有典型心绞痛，即男性做过运动试验，做心电图可以证实的，女性做过造影证明是有心绞痛的。所有的冠心病患者都是高危的，如果不进行干预，包括他汀类药物的干预，10年内会有20%

的患者会复发，不管搭桥、介入做得多成功。冠心病等危症患者，如糖尿病患者，虽然没有得过心肌梗死，但是得过其他血管的动脉硬化，比如主动脉瘤，得过有症状的颈动脉斑块，得过脑卒中，还有是有多重诱发因素的人，比如又吸烟、又喝酒、血脂又高而且在55岁以上的男性，这些人必须要进行强化降脂。还有是极高危的患者，如又有糖尿病又有过心肌梗死的患者，这些人10年内再次发生心肌梗死的机会是8%。其次就是急性冠状动脉综合征，也应该强化降脂。得过心肌梗死，做过搭桥手术，危险因素不能纠正，比如说吸烟又不愿意戒烟，或者是戒不了的，得过心肌梗死又有代谢综合征的，都属于极高危人群。

第二，强化降脂的目标是什么。①高危患者，包括冠心病和冠心病等危症，胆固醇至少要降到100mg/dl以下；②极高危的患者，如做了搭桥不戒烟，或者是急性冠状动脉综合征，如果有可能，应该把低密度脂蛋白胆固醇降到70mg/dl以下，相当于1.8mmol/L；③这些高危的患者，在用他汀类药物前，不管低密度脂蛋白胆固醇的水平是多高，在基线水平上，经过他汀类药物治疗后降低幅度应达到30%~40%。

第三，临床他汀类药物使用应该多大剂量。他汀类药物剂量多了会有副作用，至少肝转氨酶会增加多一些，还有成本高。临床试验都是用的80mg的立普妥，那么我们强化降脂是不是也都用80mg的他汀类药物呢？这是一个误解，实际上把基线胆固醇降低30%~40%，利用目前上市的降脂药阿托伐他汀（如立普妥）10~20mg就可以了。希腊做的一个临床研究，从10mg开始用立普妥，逐渐递增，70%达标，用平均剂量20mg立普妥，就可以使96%的患者达标，并不需要很大的成本。中国人的剂量是10~20mg，应该说对多数人是适应的，这个剂量无论是成本还是安全性都很好。辛伐他汀20~40mg，氟伐他汀是80mg，还有普伐他汀至少需要40mg。这种剂量是非常一般的剂量，不是说都要用到80mg（针对家族性的除外）。平均剂量是10~20mg的阿托伐他汀和辛伐他汀，安全性是非常好的。对于低危的患者，没有得过冠心病，血脂水平也不是非常高，或者没有糖尿病，没有更危险的情况，很小剂量就行了。

一些著名的研究都已证实他汀类药物可以有效预防心肌梗死和不稳定心绞痛的发生，然而出于研究的安全性和实施性等方面的考虑，它们大多是针对稳定性冠心病的患者。最近，有一些新的研究表明，急性心肌梗死患者，尽早服用他汀类药物也可获得明显的益处。

大家知道，急性心肌梗死来势凶猛。它们常由于血管的粥样斑块破裂、引起出血和血栓形成而发生。他汀类药物除了有降脂的功效外，还可改善血管功能，稳定斑块，使斑块进展减慢或回缩，防止血栓形成。这有利于急性心肌梗死患者的康复，降低病情反复的危险。因此，专家们提倡急性心肌梗死的患者要及早服用他汀类药物，甚至提倡在来不及化验血脂时，立即让患者服用他汀类降脂药，以此作为急性心肌梗死的一项治疗措施。

（1）血脂的理想范围因人而异　目前，我国几乎所有医院的血脂化验报告单上，只有血总胆固醇高于6.2mmol/L才表明为异常。其实，这所表明的是健康人的理想范围，而根据冠心病患者的标准要求，胆固醇水平处于这种"正常值"范围往往都已经太高了。因为对于已患冠心病的患者，为了降低再发冠心病或死亡的危险，血脂的理想水平应该是总胆固醇低于4.8mmol/L，低密度脂蛋白胆固醇要低于2.6mmol/L；而对于健康人，低密度脂蛋白胆固醇只要不超过4.1mmol/L就可以了。可见，冠心病患者的血脂理想水平要比一般人要求严格得多。

（2）血脂可随病情发生变化　急性心肌梗死、卒中急性期、感染性疾病以及心力衰竭等都可能影响血脂水平。在急性心肌梗死发病后12~24小时，低密度脂蛋白胆固醇就开始下降，1周内降低最多。因此，在此期间抽血化验的血脂水平并非其真实水平，只有等到病情稳定3个月后，血脂水平才恢复到原先的状态。所以，急性期的血脂不高只是一种假象，医生还得根据患者的病情应用他汀类降脂药。

老年人高脂血症要积极治疗吗？

随着年龄的增长，人体各器官和组织都会出现不同程度的衰退。老年人血脂代谢也受影响；而且随着物质生活水平的提高，运动减少，摄入过量高脂肪食物，老年人高脂血症的发生率远远高于中青年。老年人作为一个特殊的群体，其血脂异常也有独特性，与年龄、性别、自然环境条件、饮食结构和生活习惯等有关。

男性血清总胆固醇（TC）和低密度脂蛋白胆固醇（LDL-C）从20岁以后稳定上升，一直到64岁左右开始缓慢下降；甘油三酯（TG）在成年期后呈持续上升趋势，50~60岁开始下降。女性血清总胆固醇（TC）和低密度脂蛋白胆固醇（LDL-C）在25岁后缓慢上升，绝经期后上升较快，60~70岁时达到高峰；甘油三酯（TG）成年期后持续上升，70岁以后开始下降。

血脂高在老年人中很常见，是引起老年人患冠心病的一个重要的危险因素。老年人血浆胆固醇水平升高1%，患冠心病的危险性增加2%~3%，在老年女性人群中其危险性更高。

研究充分证明，降低血浆胆固醇能延缓动脉粥样硬化的进展，显著减少心脑血管病发生和死亡，并且不良反应的发生没有增加，安全性良好。然而，目前的现状是，由于老年人不易坚持服药，加上降脂药物起效慢、价格偏高等原因，使老年高脂血症患者远未得到合理的治疗，血脂并没控制在合适范围内。

心脑血管疾病起始于青中年，待到发病，患者多已进入老年期。心脑血管疾病的预防应在青少年开始，并终生坚持。老年人在相同的血胆固醇水平时，比青年人更易发生脑血管病。最新研究成果已充分证明，即使是年龄大于70岁的老年人，积极地降脂也能显著地降低心肌梗死和脑卒中发生的危险性。因此，老年患者更应加倍注意控制血脂。

为了减少老年人心血管疾病的发生和带来的严重后果，进行调脂治疗的重要性更为突出。但在具体实施时，应结合老年人的特点加以考虑。

在进行降脂治疗时，要考虑年龄和性别的差异。对于老年人高脂血症，通过降脂治疗可延缓或阻止动脉粥样硬化病变的发展。女性冠心病发病较男性大约延迟10年，只有到绝经期后发病的危险性才明显增高，因此在绝经期前后降脂治疗便适逢其时，收效也会更好。

老年人的良好心态和合理饮食对降脂治疗也有很大的影响，所以老年人应保持积极乐观的生活态度，养成良好的饮食习惯，这是防治高脂血症的重要基础。

老年人对药物的耐受力减弱，因而对高脂血症的治疗，血脂要慢慢降，开始用药量宜小，缓慢地增加剂量。不少降脂药物有损害肝、肾功能的副作用，还有增加肌病的危险性，而多数老年人脏器功能有不同程度的退化。因而，老年高脂血症患者长期应用降脂药物时，一定要注意定期检查肝、肾功能和肌酸激酶（CK），慎与环孢素、抗真菌药、大环内酯类抗生素、烟酸等药物合用。

随年龄增长，高脂血症便造成心血管系统和其他脏器的明显受累。因此，老年人因血脂异常所致的冠心病、脑卒中等疾病多于青年人或中年人。血脂异常还可能加重阿尔茨海默病。老年人的血脂异常更容易引起肾动脉硬化、肾功能衰竭、诱发肢体坏死、溃烂等。最新研究还发现高血脂可能与老年人癌症的发病有关。

PROSPER研究与其他大规模的临床试验证实，调脂治疗防治冠心病的临床益处不受年龄的影响，对于老年心血管危险人群同样应进行积极的调脂治疗。由于老年人罹患心血管病的绝对危险度高于一般成年人，其调脂治疗的收益可能较好。肝肾功能正常的老年人采用的调脂药物的剂量一般无须特别考虑。但由于老年人常患有多种慢性疾病需服用多种药物治疗，加之有不同程度的肝肾功能减退及药物代谢动力学改变，易于发生药物相互作用和不良反应。因此，降脂药物剂量的选择需要个体化，起始剂量不宜太大，在监测肝肾功能和CK的条件下合理调整药物用量。在出现肌无力、肌痛等症状时需与老年性骨、关节和肌肉疾病鉴别，及时复查血清CK水平。

80岁以上的高龄老年人常常患有多种慢性疾病，需服用多种药物，且大多有不同程度的肝、肾功能减退。对于高龄ASCVD患者，首先考虑继发性高胆固醇血症的可能，老年人中这种情况可能与肝脏或肾脏疾病、甲状腺功能减退（老年人中最重要）或使用非典型抗精神病药物（氯氮平、奥氮平、利培酮）有关。此外，在评估过 ASCVD 风险、不良反应、药物相互作用、患者身体虚弱情况及偏好之后，开始他汀类药物治疗是合理的。调脂药物剂量的选择需要个体化，起始剂量不宜太大，应根据治疗效果调整调脂药物剂量并严密监测肝、肾功能和肌酸激酶。因尚无高龄老年患者他汀类药物治疗靶目标的随机对照研究，对高龄老年人他汀类药物治疗的靶目标不做特别推荐。现有研究表明，高龄老年高胆固醇血症合并心血管疾病或糖尿病患者可从调脂治疗中获益。

穴位疗法和针灸对高脂血症有益吗？

肥胖多为高脂血症的最为主要的一个独立危险因素，可能与高水平体脂有密切关系。从中医角度，脏腑、津液、气血功能运行失调，诱发水湿、膏脂等蓄积于体内，终而导致高脂血症。针灸治疗，对症选穴，以调脾健胃、疏通经络、祛痰化湿为目的对相关穴位进行针刺，具有安全性、有效性、无毒性等优点。中医通过望闻问切、四诊合参，针对高脂血症不同致病因素辨证取穴。比如脾肾阳虚者，可选气海、中脘、下脘、关元，益气温阳，调节脾胃；痰浊阻滞者，可针刺五枢、带脉、足临泣等，通过化痰清浊与清利湿热以消除脂肪蓄积；针刺足三里与三阴交等穴位，足三里为多气多血穴位，三阴交为足三阴经交会穴，可通调肝脾肾三脏腑，两穴配伍一阴一阳，相辅相成，通经络、祛风湿、调阴阳。

艾灸在针灸应用广泛，艾草燃烧不仅仅是我们所认为的产生"热能""驱寒"，在燃烧过程中产生的红外辐射，能够深入人体的深部组织，尤其是温针灸，通过结合穴位的刺激，促进组织细胞生化代谢。此外，还可促进人体雌激素的分泌，而雌激素可增高"好人"高密度脂蛋白胆固醇（HDL-C）的浓度，抑制"坏人"低密度脂蛋白胆固醇的生成。中医将导致高脂血症的水湿、痰饮、瘀血均归属于阴邪，艾灸于相关腧穴，助肾化气，温补名门之火，温煦脾阳，疏通经气，助阳以消阴病，水湿津液膏脂渐化，故升高的血脂可恢复正常。

高脂血症的偏方及家庭调养有哪些？

高脂血症为西医学名，《黄帝内经》中有"脂者""油脂""脂膜"等相关记载，《灵枢》中有"脂者，其血清，气滑少"的记载。张志聪在《灵枢集注》中讲高脂血症的病因病机概括为："中焦之气，蒸津液化，精微溢于外则为皮肉膏肥，余于内则青育丰满。"可见祖国医学对高脂血症认识源远流长，中药在治疗方面具有独特优势。

在经典方剂中具有降脂作用的方有：二陈汤、导痰汤、温胆汤、枳术丸、参苓白术散、泽泻汤等。中药的选择应该根据辨证论治所得到的证型合理运用，肝肾阴虚者，肥胖多伴有易疲劳、头晕耳鸣、失眠多梦、腰膝酸痛等，可选用枸杞子、女贞子、刺五加、桑寄生、沙苑子等。痰湿内阻者，肥胖多伴有胃脘胀满、纳差、大便稀溏、肢体困重，可选用绞股蓝、陈皮、山楂、薤白、半夏等。肝胆郁滞者多伴有情志抑郁或易怒、胸胁胀痛、善太息，可选用蒲黄、虎杖、牛膝、川芎、三七、银杏叶等。

单味中药及中药复方在治疗高脂血症方面具有良好的效果，但是仍然需要配合饮食和生活习惯。饮食提倡清淡，但并不代表应该长期素食，否则饮食结构不完善，反而弄巧成拙造成内生性胆固醇增高。应当限制高脂肪、高胆固醇类饮食，如动物脊髓、蛋黄、鸡肝、黄油等。不仅是我们所认为的所含有"油"的食物要限制摄入，糖类食品也是高脂血症的罪魁祸首之一，同样应被加入"黑名单"，限制摄入的量。多食用水果蔬菜、低盐饮食，绝对戒烟忌酒，提倡适量饮茶。管住嘴巴的同时，加强运动，双管齐下控制高血脂。

预防保健篇

◆ 高脂血症能不能预防?

◆ 什么是血脂异常的三级预防?

◆ 少儿期如何预防高脂血症?

◆ 青中年期如何预防高脂血症?

◆ 老年期如何预防高脂血症?

◆ ……

高脂血症能不能预防？

引起高脂血症的原因很多，但归纳起来主要有三个方面的因素：①遗传因素；②饮食因素；③内分泌或代谢因素。

相较于其他两个因素，饮食是三个因素中最容易干预的。饮食因素在高脂血症发病中的作用比较复杂而且重要，如糖类摄入过多，可影响胰岛素分泌，胰岛素能加速肝脏极低密度脂蛋白的合成，容易引起高甘油三酯血症。胆固醇和动物脂肪摄入过多，与高胆固醇血症的形成有关。

运动和体力活动可以使高脂血症患者血清 LDL-C 和 VLDL-C 以及甘油三酯水平明显下降，并可以有效地提高血清 HDL-C 水平。因此，对于大多数由于饮食因素所致的高脂血症患者来说，采取适当的饮食措施结合长期有规律的体育锻炼和维持理想的体重，高脂血症是可以预防的。

对于某些由于内分泌或代谢因素所致的血脂异常，如甲状腺功能减退所引起的高脂血症，通过积极治疗原发疾病并配合降血脂药物，可以纠正脂质代谢紊乱。

少数由于遗传因素所导致的严重高脂血症如家族性高脂血症、严重的多基因高胆固醇血症和家族性混合型高脂血症，通过各种综合治疗措施，可以使脂质代谢异常得到控制和改善，并减轻临床症状。

什么是血脂异常的三级预防？

高脂血症的预防分为三级预防。

一级预防包括：①高危人群需定期进行健康体检。高危人群包括中老年男性，绝经后的妇女，有高脂血症、冠心病、脑血管病家族史的健康人，各种黄色瘤患者以及超重或肥胖者；②上述人群要注意自我保健；③积极治疗可引起高脂血症的疾病，如肾病综合征、糖尿病、肝胆疾病、甲状腺功能减退等。

二级预防包括：①饮食治疗；②适当锻炼；③维持理想体重；④戒烟；⑤药物治疗。

三级预防包括：主要是针对冠心病、胰腺炎、脑血管疾病等并发症的治疗。

少儿期如何预防高脂血症？

通常认为高脂血症是成年人的疾病，其实在儿童期也可存在血脂异常，并影响儿童的生长发育，及身体健康，而且与成年后发生动脉粥样硬化、冠心病等关系十分密切。因此儿童高脂血症的预防尤为重要。

临床上，高脂血症一般没有任何症状和体征，大多数儿童是在体格检查进行血液生化检验时被发现的。及早发现并干预对于高脂血症的预防显得极为重要。有学者建议对于2岁以上儿童进行普查。但大多数学者持反对态度，并非所有血脂升高的儿童成年时一定会发展为高脂血症，而无血脂异常的儿童成年后也有可能出现异常。普查会给相关儿童及家长造成不必要的焦虑，也可能导致调脂药物的滥用，故仅对具有高危因素的儿童进行选择性筛查。高危因素包括：年龄大于2岁，有高脂血症家族史的儿童；有早发性心血管家族史（男性小于55岁、女性小于65岁，确认为心肌梗死、心绞痛、周围血管病、脑血管病突发而死亡）的儿童；双亲血胆固醇水平增高（胆固醇大于5.2mmol/L）的子女；有其他危险因素，如用了影响血脂的药物、中重度肥胖、高血压、高脂肪高胆固醇饮食等。

儿童高脂血症的发生，多与饮食不当有关。目前，我国儿童高脂肪（油炸食品）和高糖类化合物（甜食和软饮料）摄入过多，进食速度又快，还有偏食，喜吃零食等问题。同时，体力活动少，易形成肥胖及高脂血症双重危险。因此，预防及降低儿童高脂血症发生的主要方法就是：控制饮食、增加活动，培养良好的生活方式。

美国对此进行了专门研究，并提出了儿童高脂血症群体防治策略，具有实用意义，简介如下：

• 2岁以下婴幼儿因生长发育迅速，需要摄入较高的热量，可以不限制脂肪和含胆固醇食物的摄入量。

• 3~5岁儿童应注意适当控制饮食中脂肪供应的热量，应小于或等于总热量的20%。同时注意食物的多样性，除主食外，增加水果、蔬菜的摄入量，以提供全面营养素，保证正常生长发育及理想体重。

• 6~12岁儿童着重于培养良好饮食习惯，一日三餐定时定量，做到平衡膳食，不偏食，少吃零食，两餐之间吃些水果为佳。

• 12~18岁青少年处于人生第2个快速发育期，此期营养应全面和丰富，但要注意限制饱和脂肪酸（动物油脂中含量高）和胆固醇的摄入。一般应将饱和脂肪酸的摄入比控制在10%以内，胆固醇摄入量小于300mg/日。

同时，培养儿童良好的饮食习惯也具有重要作用，如戒掉晚餐过饱及吃夜宵的习惯；坚持少食多餐，不吃零食，细嚼慢咽。特别强调，儿童不主张素食，虽然素食是安全的，但由于其难以保证生长发育所需的足够营养，不推荐儿童使用。

青中年期如何预防高脂血症？

很多年轻人不知道自己血脂高，通常只是在体检或看其他疾病时才发现自己血脂异常。以前一直被认为是老年病的"三高"也逐渐年轻化了。

研究表明，高脂血症的年轻化，除遗传因素外，主要还是与年轻人不健康的工作方式（工作压力过大、长期静坐、精神紧张、焦虑），不健康的生活方式（少动、吸烟、长期熬夜）和不合理的饮食习惯（过量食用高脂肪食物、酗酒）等因素有关。中青年时的过度消耗与透支，使组织器官提前衰老，过早地发生老年病，等到六七十岁时才开始注意，已经太晚了，所以预防也要从中青年开始。

预防高脂血症，首先应该注意适当休息，生活要有规律，一日三餐定时定量，尽量减少不必要的应酬，不可暴饮暴食。生活有规律可以使人体各个系统功能较为正常，有利于营养的消化吸收，使人有充沛的体力去工作。其次要注意坚持锻炼身体，以散步、慢跑等有氧运动为主，坚持时间要长一些，这样才有利于提高心肺功能、改善睡眠质量、提高工作效率，其中最重要的是注意合理饮食。高脂血症患者的饮食应做到高优质蛋白（牛奶、鸡蛋、瘦肉、鱼和鸡肉等），低脂肪，多吃蔬菜和水果，主食之中应搭配部分粗粮，少吃精致食品，以及甜食、奶油、巧克力等油腻食物，应禁忌烟酒。燕麦、玉米、海带、紫菜、胡萝卜、山楂、木耳、冬瓜等都有较好的降血脂作用，可以适当多吃一些。

中青年时期是控制高脂血症进一步发展的关键时期，只要处理得当，就能够预防或延缓心脑血管疾病的发生，收到事半功倍的效果。

老年期如何预防高脂血症？

男性血清总胆固醇（TC）和低密度脂蛋白胆固醇（LDL-C）从20岁以后稳定上升，一直到64岁左右开始缓慢下降；甘油三酯（TG）在成年期后呈持续上升趋势，50~60岁开始下降。女性血清总胆固醇（TC）和低密度脂蛋白胆固醇（LDL-C）在25岁后缓慢上升，绝经期后上升较快，60~70岁时达到高峰；甘油三酯（TG）成年期后持续上升，70岁以后开始下降。

目前老年人的高脂血症的患病率在30%~50%之间，随年龄增长，高脂血症便造成心血管系统和其他脏器的明显受累。老年人因血脂异常所致的冠心病、脑卒中等疾病多于青年人或中年人。老年人应高度重视高脂血症的防治。

首先，相较于年轻人，老年人通过减重、运动进行调脂的效果非常有限，与其他人群一样，合理的饮食在老年人预防高脂血症中发挥最重要的作用。但由于老年人咀嚼功能和胃肠吸收功能减退，太过于严格的饮食控制反而可能导致营养不良。故老年人所采取的饮食措施既要达到降低血脂的目的，又要获得足够的营养供给，才能保证身体健康。那种以素食为主的片面做法，也是不可取的。

饮食应注意以下几点：①限制摄入富含脂肪、胆固醇的食物；如蛋类、动物内脏等，选用低脂食物，如植物油、酸牛奶等；②增加维生素、纤维，如水果、蔬菜、面包和谷类食物；③多饮水。多饮水有利于缓解血液黏稠的程度，保持体内血液循环顺畅。④多吃大豆食品。大豆含有丰富的卵磷脂，有利于脂类透过血管壁为组织所利用，可使血液中的胆固醇下降，改善血液黏度，避免胆固醇在血管内沉着，有利于防治高黏度血症及高脂血症。⑤注意控制好影响血脂的其他疾病。比如糖尿病、肥胖症等。

其次，改善自己的生活方式包括：①减肥。②戒烟：烟草中的尼古丁、一氧化碳引发和加重动脉硬化的发生和发展。③控制酒精：酒对人体少饮有利，多饮有害。酒的热量高，多喝加重肥胖。④运动：老年人适量运动非常有益身心健康。适合老年人的健身体育项目有太极、气功、散步、慢跑、游泳、登山、老年健身操、门球、羽毛球、倒走等。一天中进行健身锻炼时间：早晨5时，运动量不宜过大，应保持轻到中等强度；上午10时是一天中最佳的运动时机，下午16~17时是减肥的最合适锻炼时间；晚饭前0.5~1小时，此时进行散步和做保健体操，是有利于治疗老年病的体育疗法。

更年期妇女如何预防高脂血症？

更年期是生命过程的一个阶段，是一个进入老年期的过渡阶段，不是疾病，无论男女都要历经，主要是由于体内激素水平的下降所致的一系列现象。对于女性，最明显的就是月经不规则，也存在其他内分泌的紊乱，导致生理和心理上的许多不适。女性的雌激素对于血管有保护作用，随着更年期的来临，由于激素水平下降，这种保护作用逐渐减退直至消失。心血管疾病的发生也大大增加。

一般说来，青壮年妇女有足量的雌激素，而雌激素具有抑制低密度和极低密度脂蛋白过多合成，增加体内的高密度脂蛋白的合成，提高高密度脂蛋白水平的作用。有助于消除血液中的低密度脂蛋白胆固醇，减少血管中脂肪沉积物的沉积，可降低血管硬化的概率，有助于女性降低患心脏病的风险。因此，青壮年妇女很少发生冠心病、高血压。而在绝经前后，随着体内雌激素分泌的减少，雌激素对血管的保护作用减退，所以冠心病、高血压的发病率明显增加，至60岁后心血管病的患病率几乎与男性无太大差别。

40岁以后的妇女逐渐进入更年期，随着年龄增长，血液中的甘油三酯升高速度加快，同时血小板黏附和聚集性增强以及血液黏滞度增大，这些都是动脉粥样硬化形成的高危因素。所以妇女在40岁以后，应将心血管病的防治摆在疾病防治的首要位置上。首先应定期体检，特别要注重心血管方面的检查。如测血压、血糖、血脂、心电图等。有些人还需要做心脏专科检查，以便于早期发现问题并进行早期治疗，必要时可在医生指导下小剂量补充雌激素，来降低冠心病、高血压的发病率。

除了年龄和遗传因素外，影响冠心病发病的危险因素大多是可以改变的，女性高血压、糖尿病患者要将血压、血糖控制在合理范围内。而血脂异常与饮食有关，所以要注意以下几点：

（1）维持理想体重，避免肥胖。更年期妇女基础代谢水平降低且活动量减少，饮食上如果没有控制，体重上升将不可避免。

（2）减少甜食及饱和脂肪酸、胆固醇的摄入。建议以植物油代替动物油，以橄榄油、菜籽油为佳。

（3）增加高纤维的食物。高纤维食物可以降低血液中胆固醇和甘油三酯的量，并可促进肠道蠕动，减少便秘。高纤维食物主要来源于坚果类、蔬菜以及水果等。

（4）摄入足够的维生素和微量元素。维生素能维持细胞功能并降低心血管疾病的发生的风险。同时也有抗氧化、清除自由基的功能。

同时，更年期妇女戒烟酒，加强锻炼，保持平和心态，疏导不良情绪也是非常重要而措施。

预防高脂血症有哪些措施？

高脂血症怎样进行预防？概括起来有：

（1）改善膳食，少吃动物脂肪及内脏、甜食及淀粉类，多吃植物蛋白、谷类、蔬菜水果以及鱼类。

（2）减轻体重，维持理想体重（BMI 20.0~23.9kg/m^2）。

（3）加强体育锻炼，进行有规律的中等强度有氧运动每周5~7天，每次30分钟以上（有冠心病患者需进行运动耐量评估）。每天至少步行6000步，静坐1小时起来活动一下。

（4）戒烟，少量饮酒。

（5）控制影响血脂的其他疾病。

（6）已有高脂血症者，尤其40岁以上男性、绝经后女性或者合并高血压、糖尿病、冠心病等危险人群，均应定期化验血脂，以期早发现、早治疗。

饮食治疗是高脂血症治疗的基础，无论是否采取任何药物治疗，首先必须进行饮食治疗。饮食治疗主要包括：一是控制热量，使体重降低并维持在标准体重范围内。二是限制胆固醇的摄入（每天少于300mg），尽可能不吃高胆固醇食物，如动物内脏、蛋黄、鱼子、鱿鱼等。大豆中豆固醇有明显的降血脂的作用，应多吃豆制品。三是将脂肪热量控制在总热能的30%以内，用多不饱和脂肪酸替代饱和脂肪酸。减少猪油、黄油、肥羊、肥牛、肥鸭、肥鹅等动物性脂肪摄入。适量多食用海鱼，因海鱼中的多不饱和脂肪酸能够使血液中的脂肪酸向着健康的方向发展，能够降低血液黏度。烹调时，应采用植物油，如豆油、玉米油、葵花籽油、茶油、芝麻油等，每日烹调油应控制在10~15g。四是控制碳水化物摄入，忌食蔗糖、果糖、甜点心及蜂蜜等含单糖高的食品，可以谷类、薯类做主食。五是适当增加优质蛋白质的摄入，如牛奶、鸡蛋、瘦肉类、禽类（去皮）、鱼虾类及大豆制品等食品等，尤其是多吃一些植物蛋白，如豆类及其制品，蛋白质供能可占总热能的15%~20%；六是多吃新鲜蔬菜、瓜果，这类食物中富含膳食纤维及多种维生素和矿物质，能够降低甘油三酯，促进胆固醇的排泄。

保证每天摄入300~500g蔬菜，其中深色蔬菜需占1/2。每日摄入200~300g新鲜水果，但果汁不能替代鲜果。要采用蒸、煮、炖、汆、熬的烹调方法，坚持少盐饮食，每日食盐控制在6g左右。七是尽量避免饮酒，因为酒能够抑制脂蛋白脂肪酶，可促进内源性胆固醇和甘油三酯的合成，导致血脂升高。如饮酒，则每日饮用酒精量，男性不超过25g，女性不超过15g。八是足量饮水，成年人每天1500~1700ml，提倡饮用白开水和茶水，不喝含糖饮料。

附　录

常见食物胆固醇含量

（每100g食物，90单位以上少吃）

食物名称	胆固醇（mg）	食物名称	胆固醇（mg）	食物名称	胆固醇（mg）	食物名称	胆固醇（mg）
豆奶	5	明虾	273	草鱼	81	腊肠	110
牛奶	15	龙虾	121	甲鱼	101	火腿肠	70
猪脑	3100	瘦猪肉	81	青鱼	108	肠粉	69
牛脑	2670	牛肉	84	河鳗	177	蒜肠	61
鸡蛋黄	1705	羊肉	92	墨鱼	226	火腿	98
鸭蛋黄	1522	鸡肉	106	鹅肝	285	花生油	0
皮蛋黄	2015	鸭肉	94	猪肝	288	水果	0
基围虾	181	鳜鱼	96	鸭肝	515	蔬菜	0
河虾	240	鲫鱼	93	鸡肝	429	马铃薯	0

常用检查项目的指标及其临床意义

项目	正常参考值	异常值及其意义
总胆固醇（TC）	<5.72mmol/L	指血液中各种脂蛋白所含胆固醇之总和。TC对动脉粥样硬化性疾病的危险评估和预测价值不及LDL-C精准
甘油三酯（TG）	<1.7mmol/L	血清TG水平轻至中度升高者患冠心病危险性增加。当TG重度升高时，常可伴发急性胰腺炎
载脂蛋白A（Apo A1）	1.00~1.60g/L	血清Apo A1可以反映HDL水平，与HDL-C水平呈明显正相关，其临床意义也大体相似
载脂蛋白B（Apo B）	0.55~1.05g/L	血清Apo B主要反映LDL水平，与血清LDL-C水平呈明显正相关，两者的临床意义相似
脂蛋白α［Lp（a）］	0~300mg/L	血清Lp（a）浓度主要与遗传有关，基本不受性别、年龄、体重和大多数降胆固醇药物的影响。正常人群中Lp（a）水平呈明显偏态分布，虽然个别人可高达1000mg/L以上，但80%的正常人在200mg/L以下。通常以300mg/L为切点，高于此水平者患冠心病的危险性明显增高，提示Lp（a）可能具有致动脉粥样硬化作用，但尚缺乏临床研究证据。此外，Lp（a）增高还可见于各种急性时相反应、肾病综合征、糖尿病肾病、妊娠和服用生长激素等。在排除各种应激性升高的情况下，Lp（a）被认为是动脉粥样硬化性心血管疾病的独立危险因素
高密度脂蛋白胆固醇（HDL-C）	0.9~2.0mmol/L	HDL能将外周组织如血管壁内胆固醇转运至肝脏进行分解代谢，即胆固醇逆转运，可减少胆固醇在血管壁的沉积，起到抗动脉粥样硬化作用。血清HDL-C水平与动脉粥样硬化性心血管疾病发病危险呈负相关

项目	正常参考值	异常值及其意义
低密度脂蛋白胆固醇（LDL-C）	<3.4mmol/L	是所有血浆脂蛋白中首要的致动脉粥样硬化性脂蛋白。低危和中危人群应<3.4mmol/L（130mg/dl）；高危人群应<2.6mmol/L（100mg/dl）；极高危人群应<1.8mmol/L（70mg/dl）
非高密度脂蛋白胆固醇（non-HDL-C）	1.8~4.1mmol/L	非高密度脂蛋白胆固醇（non-HDL-C）=总胆固醇（TC）－HDL-C。低危和中危人群应<4.1mmol/L（160mg/dl）；高危人群应<3.4mmol/L（130mg/dl）；极高危人群应<2.6mmol/L（100mg/dl）

降脂药物一览表

1. 主要降胆固醇药物

药物种类	药名	剂量	调脂作用	副作用	禁忌证
HMG-CoA还原酶抑制剂（他汀类）	洛伐他汀	20~80mg	显著降低血清TC、LDL-C和Apo B水平，也能降低血清TG水平和轻度升高HDL-C水平。LDL-C降低18%~55%；HDL-C升高5%~15%；TG降低7%~30%	绝大多数人对他汀类的耐受性良好，其不良反应多见于接受大剂量他汀类治疗者，常见表现有：肝功能异常：主要表现为转氨酶升高，发生率0.5%~3.0%，呈剂量依赖性；他汀类相关肌肉不良反应包括肌痛、肌炎和横纹肌溶解；长期服用他汀类有增加新发糖尿病的危险，发生率10%~12%；可引起认知功能异常，但多为一过性，发生率不高	失代偿性肝硬化、急性肝功能衰竭
	普伐他汀	20~40mg			
	辛伐他汀	20~80mg			
	氟伐他汀	20~80mg			
	阿托伐他汀	10~80mg			
	瑞舒伐他汀	10~40mg			
	匹伐他汀	2~4mg			
	血脂康	1.2g			
胆固醇吸收抑制剂	依折麦布	10mg/d	与他汀类联合治疗可使血清LDL-C在他汀类治疗的基础上再下降18%左右	最常见的不良反应为头痛和恶心，肌酸激酶（CK）和转氨酶升高，超过3倍ULN以上的情况仅见于极少数患者	妊娠期和哺乳期
抗氧化剂	普罗布考	0.5g，2次/d	主要适用于高胆固醇血症，尤其是纯合子家族性高胆固醇血症（HoFH）及黄色瘤患者，有减轻皮肤黄色瘤的作用	常见副作用包括恶心、腹泻、消化不良等；亦可引起嗜酸性细胞增多，血浆尿酸浓度增高；最严重的副作用是引起QT间期延长	室性心律失常、QT间期延长、血钾过低者禁用

续表

药物种类	药名	剂量	调脂作用	副作用	禁忌证
胆酸螯合剂	考来烯胺	5g，3次/d	与他汀类联用，可明显提高调脂疗效	常见不良反应有胃肠道不适，便秘和影响某些药物的吸收	绝对禁忌证：异常β脂蛋白血症和TG＞4.52mmol/L（400mg/dl）相对禁忌证：TG＞2.26mmol/L（200mg/dl）
	考来替泊	5g，3次/d			
	考来维仑	1.875g，2次/d			
其他调脂药	脂必泰	0.24~0.48g，2次/d	轻中度降低胆固醇	不良反应少见	—
	多甘烷醇	10~20mg/d	调脂作用起效慢	不良反应少见	—

2.主要降甘油三酯药物

药物种类	药名	剂量	调脂作用	副作用	禁忌证
贝特类	非诺贝特	片剂：0.1g，3次/d	降低血清TG水平和升高HDL-C水平	常见不良反应与他汀类类似，包括肝脏、肌肉和肾毒性等，血清肌酸激酶和ALT水平升高的发生率均<1%	严重肝病、严重肾病
		微粒化胶囊：0.2g，1次/d			
	吉非贝齐	0.6g，2次/d			
	苯扎贝特	0.2g，3次/d			
烟酸类及其衍生物	烟酸（维生素B$_3$）	普通型缓释型：1~2g，1次/d	大剂量时具有降低TC、LDL-C和TG，升高HDL-C的作用。	普通型不良反应明显，一般难以耐受，现多已不用。最常见的不良反应是颜面潮红，其他有肝脏损害、高尿酸血症、高血糖、棘皮症和消化道不适等	慢性活动性肝病、活动性消化性溃疡和严重痛风者禁用

续表

药物种类	药名	剂量	调脂作用	副作用	禁忌证
烟酸类及其衍生物	阿西莫司	0.25g，2~3次/d	降低TC、LDL-C和总TG，提高HDL-C水平	不良反应明显小于烟酸。目前尚未发现有明显的肝、肾功能损害情况；未见有明显的代谢紊乱现象；面部潮红、皮肤瘙痒的发生率约6%。个别患者有上腹不适、胃灼热、恶心、腹泻	孕妇及哺乳期妇女禁用，严重溃疡病、肝功能严重损害者禁用
高纯度鱼油制剂	高纯度鱼油制剂	0.5~1.0g，3次/d	主要用于治疗高TG血症	不良反应少见，发生率2%~3%，包括消化道症状，少数病例出现转氨酶或肌酸激酶轻度升高，偶见出血倾向	—

3.新型调脂药物

药物种类	药名	剂量	调脂作用	副作用	禁忌证
微粒体TG转移蛋白抑制剂	洛美他派	初始剂量为5mg/d，最大推荐剂量60mg/d	主要用于治疗HoFH，可使LDL-C降低约40%	转氨酶升高或脂肪肝	禁用于中度或严重肝损伤或活动性肝病，包括不明原因的持续肝功能异常；妊娠期禁用
载脂蛋白B100合成抑制剂	米泊美生	200mg，1次/周，皮下注射	主要用于治疗HoFH，可使LDL-C降低约25%	最常见的不良反应为注射部位反应，包括局部红疹、肿胀、瘙痒、疼痛，绝大多数不良反应属于轻中度	中至重度肝损伤（Child-Pugh分级为B级或C级）患者、活动性肝病（包括不能解释的持续性血清氨基转移酶升高）患者

药物种类	药名	剂量	调脂作用	副作用	禁忌证
前蛋白转化酶枯草溶菌素\kexin9型（PCSK9）抑制剂	Evolocumab（瑞百安，依洛尤单抗注射液）	140mg，两周一次或420mg，一月一次，皮下注射	经大剂量强效他汀类药物治疗后LDL-C仍不能达标的极高危心血管病患者和FH患者；不能耐受他汀类药物的极高危心血管患者和FH患者，可使LDL-C降低40%~70%	至今尚无严重或危及生命的不良反应报道	禁用于对瑞百安有严重过敏反应史的患者
	Alirocumab	75mg或150mg，两周一次，皮下注射